まちに病院を！

住民が地域医療をつくる

伊関 友伸

岩波ブックレット No. 789

はじめに

全国で医師不足が深刻な問題となっています。とくに、地域医療を担っている地方の国公立病院（国立、都道府県立、市区町村立病院）や公的病院（日本赤十字社や済生会、JA厚生連など公的な団体が設置する病院）で医師不足が目立っています。

医師不足は、すべての診療科に及んでいますが、とくに産科、小児科、救急、へき地などの現場で深刻な問題で、産婦人科医については、厚生労働省の緊急調査で、2008年1月以降、24都道府県の77医療機関で、分娩《ぶんべん》の休止や制限をおこなっていることが判明しました（2008年3月25日発表）。

救急医療も医師不足で救急告示をする病院が減少、受け入れをする病院の病床も満床のため患者受け入れまでに時間がかかり、社会不安を招いています。2009年12月、総務省消防庁は、2008年の都道府県別の119番通報から救急車が患者を搬送《はんそう》、医療機関が収容するまでの平均時間の実績を発表しましたが、2008年の病院収容時間は35・0分で、1998年の26・7分から大幅に増えています。収容するまでにかかる時間がもっとも長いのは東京都で49・5分。そのほか千葉県が40・7分、埼玉県が40・6分など、首都圏で時間がかかっています。

病院の要《かなめ》となる内科医の不足も深刻です。内科の医師が退職したため、十分な患者の受け入れができないという病院も少なくありません。医師不足は、地域にとって必要な医療が提供できないだけでなく、医師がいないことで病院の収益にも深刻な影響をもたらし、病院を存続の危機に追い込むことになります。

千葉県にある銚子市立総合病院（393床）は、2006年4月に35人いた常勤医師が2008年7月には12人に減少、病院の収益が急激に悪化したこともあり、2008年9月末で診療が休止されました。病院に勤務するほとんどの職員は解雇されました。急に病院が休止されたことは、住民の激しい反発を招き、銚子市長はリコール（解職）されるという混乱を招いています。

医師不足の問題は地域医療の存続そのものを脅かすものといえます。そのようななかで、住民が医師不足問題について「人任せ」にせず、「当事者」として医療関係者や行政と一体になって地域医療の再生に取り組むという動きが出てきています。

このブックレットでは、このような地域の動きを紹介し、医師不足問題解決のヒントを探ります。

なお、今回、紹介した地域でも、医師不足問題を抜本的に解決したわけではなく、今も医師不足に苦しみ、試行錯誤をくり返しています。一歩間違えば、医療崩壊を起こしてしまう可能性もあります。

しかし、医師不足問題に決定的な解決方法がないなかで、先駆的に問題解決に取り組む地域から学ぶことは多いと思います。この本が、全国の医師不足に悩む地域の参考になれば幸いです。

第1章　地域の病院に何が起きているのか

医師不足の引き金を引いた新しい臨床研修制度

医師不足の原因として、一般にいわれているのが、「新しい臨床研修制度」の導入です。新しい研修制度は、新人医師が専門分野に進む前に、初期診療など臨床医としての基本を身につけるために、２００４年4月から導入されました。これまでは、新人医師は医師免許を取ってすぐに、出身大学の内科や小児科、産婦人科などの診療科ごとに構成される大学医局に属し、大学病院や医局が派遣する国公立・公的病院などの関連病院で診療しながら、専門科の医師としての技術を身につけるのが一般的でした。

新しい制度では、2年間にわたって研修プログラムを提供する病院で研修に専念することになりました。そして、研修先は、新人医師が研修を受けたい病院を選び、病院側の希望とつき合わせる「マッチング」という方法で決定されることになり、その結果、研修医の相当数が、大学医局から離れて都市部にある有力な病院で研修することになりました。研修終了後も、かなりの数の研修医が研修した病院に勤務し、大学医局に戻りませんでした。

これにより大学医局に属する医師の数が大幅に減ってしまい、これまで医師を派遣していた病院から医師を引きあげざるを得なくなりました。医師を引きあげられた病院では、残った医師が少ない医師数で懸命に仕事をしていましたが、激務に耐えられず次々と退職し、病院によっては診療科ごと医師全員が退職するという事態を招きました。とくに、地理的条件が悪く、常勤医師のほとんどを大学医局からの派遣に頼っていた地方の国公立・公的病院などが、医師引きあげの影響を受けることとなりました。

「医療の高度・専門化」、「住民の高齢化」は、多数の医師を必要とする

しかし、実際に現場に入ってみると、日本の医師不足は構造的なものであり、新しい臨床研修制度はその引き金になったに過ぎないことがわかります。医師不足のキーワードとして「医療の高度・専門化」と「住民の高齢化」が考えられます。医療は、世界水準で日々、高度・専門化しています。「医療の高度・専門化」は、医療現場に必要な医師数とその仕事量の増大という結果をもたらしました。現在では、内科でも、循環器内科、消化器内科、呼吸器内科、内分泌代謝《ないぶんぴたいしゃ》内科、血液内科、腎臓《じんぞう》内科、神経内科、などに細分化され、それぞれの分野を専門とする医師が治療をおこない、状況に応じて、CTやMRIなどの検査画像を診断する放射線科の医師や、リハビリをおこなうリハビリテーション科の医師など、他の専門科の医師が協力して診療にあたります。専門分化された医師がかかわることにより、診療の質が上がり、患者にとっても恩恵が多いのですが、数多くの医師が必要となるのです。

「住民の高齢化」も、医師の仕事を増加させる大きな要因です。住民が高齢化し、がん・脳卒中・心疾患など、継続的な治療を必要とする患者が増えました。これらの患者の継続的な診療の

ために多数の医師が必要となります。病院で療養したり、亡くなる高齢者も急増しており、病院現場の医師の負担は増大しています。

患者へのインフォームドコンセント（十分な説明と同意）や、いっそうの医療安全のための仕事も増えています。これらは重要なことですが、医師は仕事が増えることになります。

なお、医療の高度・専門化とは別な視点といえますが、女性医師の割合が増加していることも、医師不足問題に大きな影響を与えています。女性医師が増えること自体は、患者の視点からもメリットが多く、男女共同参画の観点からも当然のことです。しかし、女性医師の場合、出産や子育てをする一定の期間、医療現場から離れたり、長時間の勤務が困難となることも多くなります。残念ながら、相当数の病院が、男性にとっても女性にとっても、子育てしながら働くことができる環境になっていないため、女性医師は働き続けることができません。

労働基準法違反のハードな勤務

病院現場で働く医師の勤務環境は、ハードな状況にあります。

厚生労働省の「医師の需給に関する検討会」に提出された「医師需給に係る医師の勤務状況調査（病院分）中間集計結果」（２００５年）によると、常勤医師１人１週間あたりの勤務時間の平均は66・4時間。１週40時間が基本なので、１週間で26・4時間、１カ月（30日で計算）で１１３時間以上、時間外に勤務をしていることになります。内科、小児科、産科の医師を中心に、連続32時間、48時間勤務があたりまえという状況も珍しくなく、長い労働時間と仕事のストレスが原因で、突然死や心の病になる医師も少なくありません。

日本医師会が、２００９年9月に発表した勤務医調査（回答者数３８７９人）では、「人生を空っぽに感じ、生きている価値があるかどうか疑問に思う」と答えた医師は全体の12・7％（４９３人）、「自殺や死について、１週間に数回、数分間にわたって考えることがある」が5・3％（２０４人）、「自殺や死について1日に何回か細部にわたって考える、または、具体的な自殺の計画を立てたり、実際に死のうとしたりしたことがあった」が0・4％（16人）で、合計18・4％（７１３人）の医師が精神的に問題を抱えていました。

医師の勤務に対して、労働基準法違反で是正勧告を受ける病院も相次いでいます。勧告の内容は、労働基準法第32条違反（時間外労働をおこなうのに必要な労働基準法第36条の定める協定を締結せずに時間外労働をさせる）、同第37条違反（時間外等の割増賃金の不払い）などが多くなっています。労働基準法違反を前提とした医師の勤務で支えられているのが、日本の医療なのです。

国の医療費抑制政策

その一方、国は「医師が増えると医療費が増大する」という考え方にもとづき、医師の養成数をおさえてきました。世界各国は、経済の成長や医療の進歩に合わせて医師数を増加させていきます。その結果、ＯＥＣＤ（経済協力開発機構）諸国の人口１０００人あたりの医師数で比較すると、ＯＥＣＤの平均は3・1人ですが、日本は2・1人（調査30カ国中27番目）になっています（ＯＥＣＤヘルスデータ２００９）。

現在、国は全国の医科大学の医学生の定員数を増やす動きをしていますが、医師は簡単には養成できません。今後、最低でも10年は深刻な医師不足が続くことが予想されます。

そして、具体的に医療に使われる診療報酬について、国は非常にきびしい抑制政策をとってきました。2年に1回おこなわれる診療報酬改定において、医療を提供することによる報酬である診療報酬本体が、2002年がマイナス1・3％(薬価込み実質改定額マイナス2・7％)、2004年がプラスマイナス0％(同マイナス1％)、2006年がマイナス1・36％(同マイナス3・16％)、2008年がプラス0・38％(同マイナス0・82％)とおさえられてきました。とくに小泉純一郎内閣時代の「医療構造改革」による診療報酬の抑制は、医療機関の努力の限度を超えたものでした。民主党政権になった2010年度の改定もプラス1・55％(同プラス0・19％)となったものの、これまでの過剰な診療報酬の抑制幅を埋めるものとはなっていません。

医療機関の収入の減少は、医師・看護師の待遇改善の予算的な余裕を失わせることになります。そして、医師・看護師の退職は、医療機関の収益をさらに悪化させます。地方の病院や中小の病院を中心に、経営を維持できず、破綻《はたん》するという医療機関が相次ぐことになりました。

病院の「二極化」

医療の高度・専門化は、医療現場に必要な医師数と仕事量を増大させるとともに、医療の高度・専門化に対応できる病院とできない病院の「二極化」という現象を招きました。医療の高度・専門化は、手厚い医師・看護師、医療スタッフの雇用と最新の医療機器の整備などを必要とします。このような高度・専門化した医療に対応できるのは一部の病院に限られます。

高度・専門化に対応した病院は、医療スタッフや医療機器を効率的に使うために、できるだけ入院日数を短くし、大量の患者を病床のはやい回転数で受け入れるようにします。たとえば、同じ病床の利用率では、患者１人あたりの平均の入院日数が20日で６００床の病院と、10日で３００床の病院との延べ患者数は同じであるため、病院にとって収益源となる手術がある分、平均入院日数が少ないほうが、収益は上がります。

世界的に見ても、日本では、症状の比較的きびしい時期に医療をおこなう急性期病院の平均の入院日数は長い状況にあります。アメリカ５・５日、イギリス７・２日、ドイツ７・８日、フランス５・３日、スウェーデン４・５日に対して、日本は19・０日です。

長く入院できることは、患者にとって、よい面があります。しかし、入院日数の長さは、福祉の貧困さ（介護施設や在宅介護サービスの不足）により、高齢者を中心に必要以上に入院を続ける人が少なくないことの影響を受けており、結果として病院に勤務する医師の仕事は増えることになります。

また人口１０００人あたりの病床数もアメリカ２・７床、イギリス２・６床、ドイツ５・７床、フランス３・６床、スウェーデン２・１床に対して、日本は８・２床あります（ＯＥＣＤヘルスデータ２００９。データは２００７年、アメリカの病床数のみ２００６年）。これは、数の少ない医師が、多くの病床に分散して配置されているとみることもできます。

国も、世界レベルで日々進歩する医療の水準に追いついていくために、医師・看護師などの医療スタッフを数多く配置し、平均の入院日数を縮減した医療機関の診療報酬を手厚くする政策をおこなわざるを得ません。

病院の平均の入院日数が短縮されることで病床の回転率は上がり、ベッドに空きが生まれます。高度・専門化に対応した有力病院は、平均の入院日数を減らしても、その空いた病床を新たな患者の増で埋めることができます。しかし、かなりの数の病院が、平均の入院日数を減らしても、新たな患者で空いた病室を埋めることができず、介護施設の少なさから行く先が見つからない高齢者を受け入れて(このような入院を「社会的入院」と呼びます)、病床を埋めることになります。このような高齢者の社会的入院の診療報酬は低くならざるを得ず、結果として病院の収益は悪化します。収益が悪化すれば、再投資の余裕がなくなり、さらに医療の高度・専門化の流れから遅れるという悪循環が生じてしまいます。

人材雇用の「二極化」

医療の高度・専門化による病院の「二極化」は、医師などの人材についても、人の集まる病院と集まらない病院の二極化を生んでいます。先に述べたように、医療の高度・専門化は、医師の専門分野の細分化を生じさせました。多様な症状の患者に対応するためには、少ない専門分野の医師で診療をするよりも、多くの専門分野の医師で診療をしたほうが、間違いが少なく、的確な治療をおこなうことができます。

また複数の医師がかかわることで、緊急時の対応に余裕が生まれます。病院に泊まる「宿直」

の回数が少なくなることも大きなポイントです。病院は、朝9時から夕方5時までで終わりではなく、入院や救急の患者の受け入れのために24時間３６５日、医師が交代で病院に泊まらなければなりません。単純に考えれば、３人の医師であれば3日に１日宿直をする必要がありますが、7人の医師がいれば7日に１日の宿直でよいことになります。

さらに、医師という仕事は、高い専門知識を要求される職場であり、絶えず新しい知識や技術を身につけていく必要があります。とくに若い医師は、医療の高度・専門化に対応するために学ばなければならない知識や技術は膨大《ぼうだい》なものになっています。医療の先行きの不透明さや医療に関係する訴訟の増大などから、若い医師は、みずからの知識や技術を向上させることに最大の関心を持っています。これまでは大学院に残り、「医学博士」を取ることが医師の一つの目標でした。しかし、今は、それぞれの専門科の学会で認定する「専門医」になることが目標となっています。専門医になるには優れた指導医がいて、症例数の多い病院がよいということになります。そのため、技術の向上が期待できる病院には若い医師が集まり、そうでない病院には若い医師が集まらない二極化現象が起きています。そして多くの地方の病院は、このような医療の高度・専門化の動きに十分対応できていない状況にあります。

そして、住民(患者)も高度・専門医療を志向しています。マスコミの報道する「病院・名医ランキング」や口コミなどで、たとえばがんになれば、地元の病院ではなく大都市の高度・専門医療を提供する病院を受診する傾向が強くなっています。

私は、高度・専門化した病院に若い医師が集まることをもって「若い者はけしからん」ということはいえないと考えています。医療の高度・専門化の流れからやむ得ないことであるといえます。問題は、このような構造のなかで、いかに地方の病院に若い医師が勤務するような環境をつくるかです。

変わらない住民の意識——コミュニケーションの断絶

医療の高度・専門化の流れに対して、住民の意識は昔の病院のままで、ほとんど変わっていません。

そもそも病院に勤務する医師と住民(患者)のあいだには、「こちら」と「あちら」の溝《みぞ》と呼ぶべきコミュニケーションの断絶があります。病院に勤務する医師は医療のプロフェッショナルとして、納得できる仕事をしたいし、技術向上も図りたい、知的関心も高めたい。患者からの尊敬・感謝もほしいし、すばらしい仲間と仕事をしたい。自分の時間がほしいし、なによりも眠りたい。労働に応じた対価としてのお金もほしい。

その一方、住民(患者)は、24時間いつでも、最高水準の技術で診てほしい。待ち時間は短く、医療費は安いほうがよい(体の調子が悪ければ、すぐに医療を受けられるように医療費は安いにこしたことはないのですが、無制限、無秩序な受診は医師の疲弊《ひへい》を招く危険性があります)。

また、医療には、同じ治療をしても結果には違いがある「不確実性」が存在するのですが、住民にはなかなか理解できません。両者のあいだの意識には大きな差が存在します。

さらに言うならば、多くの住民が「お客様」で、地域の医療のありかたに関して「当事者」であるという意識が少ないように思われます。軽症で、休日や夜間に住民の都合で医療を受ける「コンビニ医療」は、その典型です。昼間は仕事があるので夜に診察を受ける（仕事を休むことのできない社会が一番の問題なのですが）。必要がないのに救急車を使う。軽い切り傷や水虫というような症状で深夜診療を受ける。住民の多くはふつうの人で、とくに悪気もなく医療を受けています。さらに、「モンスターペイシェント」という言葉が一般的に言われるように、病院に対して心ない発言や行動をする人の数が増え、その態度は悪化してきています。

医師という限られた人材資源を有効に使い、質の高い医療を実現するために、住民も真に必要な場合に医療を使うように変わっていく必要があります。**図1**のように、入院については、特別養護老人ホームや老人保健施設、在宅介護サービスなど福祉を充実させ、社会的入院をなくし、真に医療が必要な場合に入院するべきです（その一方、福祉が充実していないのに、むりやり高齢者の退院を促進することは問題です）。

専門外来では、できるだけ、地域でかかりつけの

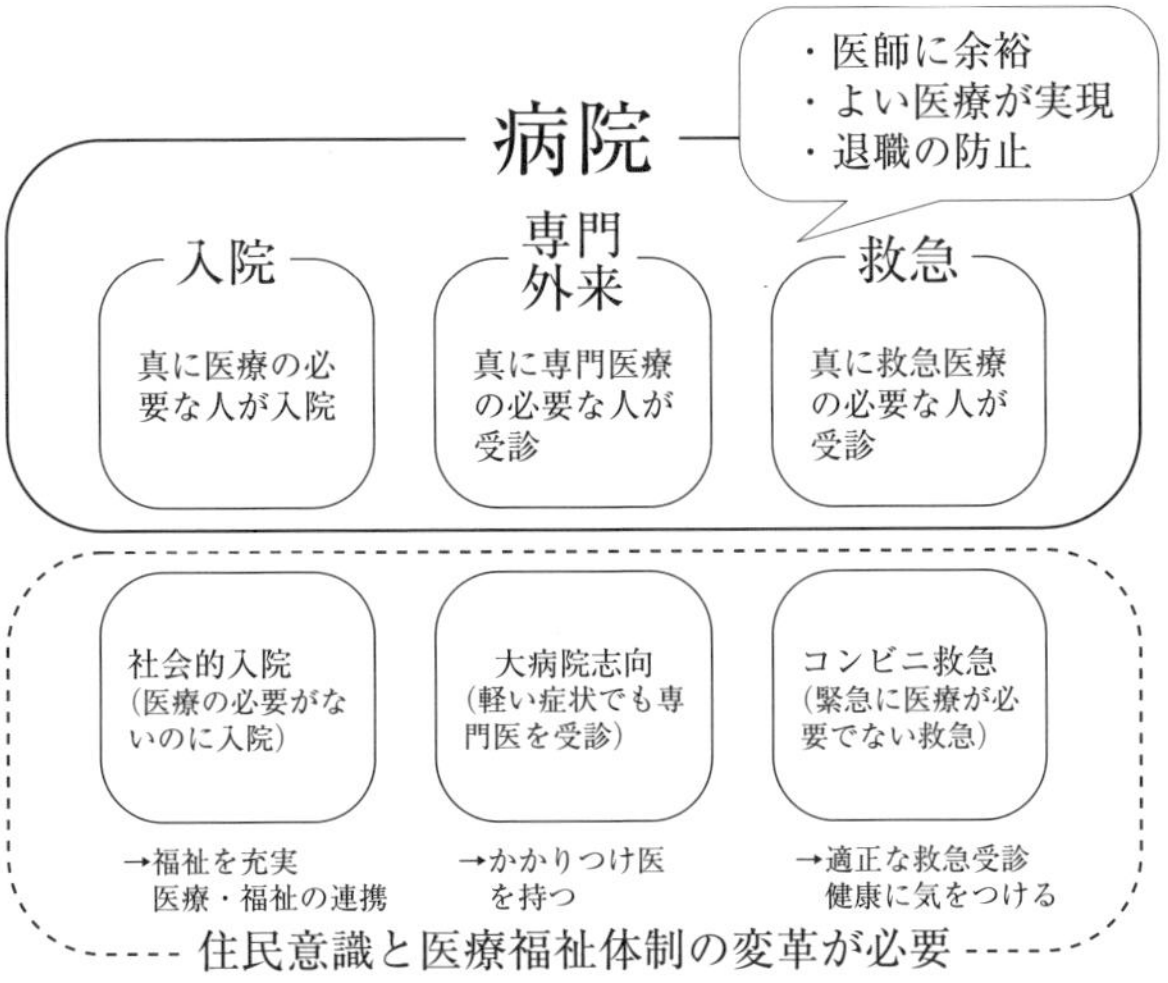

出典：筆者作成.

図1　これからの病院

クリニック（開業医）を持ち、専門医療が必要な人だけが病院で受診をおこなうことが必要です。救急については、住民は、できるだけ昼間に医療を受け、休日や夜間は真に必要なときだけ利用するなど適正な救急の受診を心がける必要があります。住民の医療に対する意識を変えていかなければ、医療現場の疲弊は止まらず、医師不足問題は解決しないと考えます。黙っていても大学医局から医師が派遣されてくるという考え方を１８０度変え、医師が地域で働きたくなるような環境をつくることができなければ、地域の医療を守れません。

医師や看護師などの医療者は、医療現場の疲弊を考えず、すべて問題を医療機関に「お任せ」で、自分たちの考えを押しつける住民・地域の医療機関で勤務したいとは考えません。そこでは、医師をはじめとする医療スタッフは、ひとりの人間というよりは医療をする「モノ」でしかありません。

第２章　地域からの実践

１　母親たちの活動が医療再生のきっかけに——兵庫県西脇市

医師の大幅な減少

子どもを育てている女性たちの活動がきっかけとなり、住民・医療者・行政が一体となった医療再生の運動が起きた地域に、兵庫県西脇市《にしわきし》があります。

西脇市は、県の中央部にある人口約４万５０００人の市です。東経１３５度、北緯35度の経緯度線が交差し、日本列島の中心点に位置することから「日本のへそ」と呼ばれています。

西脇市立西脇病院は、１９５１年に47床の町立病院として開設され、西脇市の医療を支え続けてきた病院です。現在は18の診療科、３２０床の病床を持ち、２００９年11月には、約１４０億円をかけた新病院が完成しました。厚生労働省の臨床研修病院やがん診療連携拠点病院の指定、兵庫県の災害拠点病院の指定を受けています。

しかし、全国的な医師不足は、西脇病院にも大きな影響を与え、２００３年には50名いた常勤医師が、大学医局の医師引きあげにより、２００６年には38名、２００８年には37名に減少してしまいました。

医師の大量退職は、残った医師の負担を増大させることになりました。
とくに救急医療体制については深刻な状況です。西脇病院では、これまで救急当直のほかに、内科、外科、整形外科、脳神経外科、循環器科の医師がそれぞれ1人ずつ、症状の重い患者への対応のため、交代で待機する(宅直)体制を取ってきました。しかし医師の相次ぐ退職により、交代要員が少なくなり、2006年から当直の年齢制限を撤廃し、60歳を超えた管理職の医師も宅直をおこなわなければならなくなりました。

西脇病院を支えるため、地元の西脇市多可郡《たかぐん》医師会の協力により、2003年から西脇病院の小児科輪番《りんばん》に、小児科開業医が月1回日曜日に参加し、2006年9月からは、内科開業医が病院内で月2回、日曜日に初期救急の患者を対象に診療してきました。過酷な勤務環境のなかでは、地元医師会の協力は大変ありがたいものでしたが、西脇病院の勤務医のきびしい勤務状況は続いていました。

「西脇病院小児科を守る会」の結成

西脇市の住民と医療者、行政が一体となった医療再生の動きの契機となったのが、市立西脇病院小児科を守る会(以下、「守る会」。現在は「西脇小児医療を守る会」に名称を変更)の結成でした(**写真**)。2007年11月14日、西脇市の子育て活動の拠点である「黒田庄《くろだしょう》子育て学習センター」に、母親たちが集まっていました。会は、センターのボランティアサークルの集いで、参加者が互いの悩みを話し合うというものでした(以下、守る会の結成の部分は、神戸新聞篠原佳也氏の記事を参考に記述）。その話し合いのなかで、１人の母親が「西脇病院の小児科の医師が１人になり、入院が中止になって困っている」ことを話しました。その母親の上の子どもは病気がちで、何回か西脇病院に入院していました。その子どもは西脇病院に入院できないことで、車で約40分離れた小野市民病院に行かなければなりませんでしたが、参加した多くの母親にとってこのことは初めて知らされた事実でした。

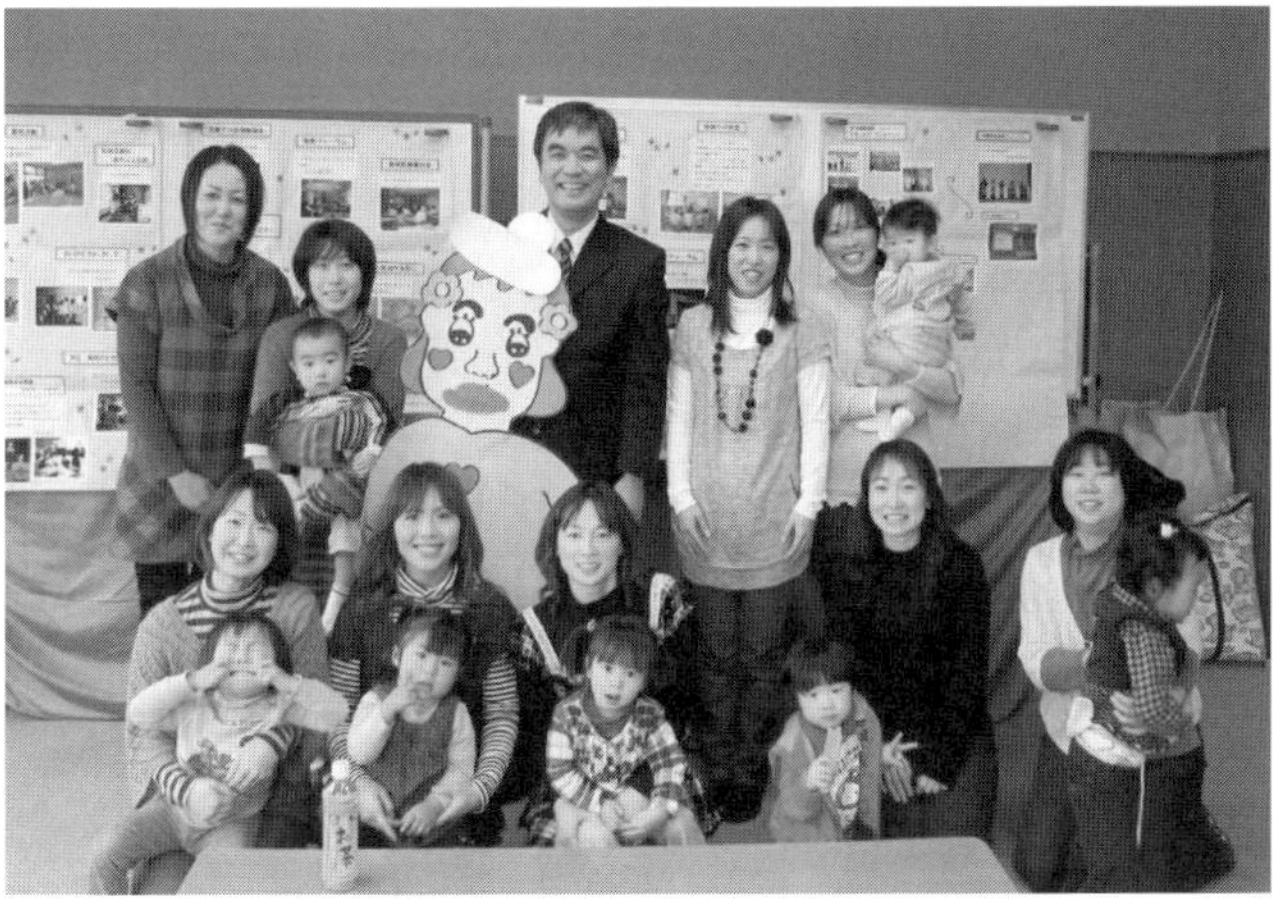

西脇小児医療を守る会

　お昼近くになり、西脇市内で小児科医院を開業する藤田位《たかし》医師が話し合いに参加しました。藤田医師は、現在、西脇病院の小児科で起きていることを市民に知ってもらいたいと考えていました。たまたま、市の保健センターの保健師から母親の集いがあることを知らされ、午前の診療を終わらせてすぐに会に駆けつけたのでした。藤田医師は、母親たちに、①かつて藤田医師が西脇病院に勤務していたときに4名いた小児科医が、今は1名にまで減っていること、②そのために7月から入院が停止になっていること、③残った医師もいつ病院を辞めてもおかしくないこと、④小児科医がいなくなると、お産をしている産婦人科も新生児を診る人がなくなり、休止になる可能性が高いこと、などを伝えました。

思いかげず深刻な事態が起きていることに、参加した母親たちは驚きました。

しかし、その日の議論では結論は出ず、別な日にこの問題に関心のある人たちが集まることになりました。後日、新たに集まった母親たちは、「何か動かなければ」と考えた人たちがほとんどでした。集まりに参加した藤田医師も、母親たちのやる気に可能性を感じたといいます（神戸新聞篠原氏記事）。

西脇の母親たちは、最初に、藤田医師の勧めもあって、隣の丹波《たんば》市で活動する母親たちのグループである「県立柏原《かいばら》病院の小児科を守る会」のメンバーと会い、アドバイスを受けることにしました。丹波市の母親たちは、保護者が小児科医の立場に立ち、感謝の気持ちをあらわしながら適正な受診をおこなうことで、医師が勤務したくなるような地域づくりを進めるという運動で全国的に有名でした。実際に、県立柏原病院での休日・夜間の軽症での子どもの受診が大幅に減るという成果を上げており、過酷な勤務で退職を決意していた小児科医が退職を踏みとどまり、新たに勤務する小児科医もあり、小児科医が2人から5人に増えています（県立柏原病院の小児科を守る会の活動については、伊関友伸『地域医療　再生への処方箋』ぎょうせい、参照）。

意見交換のなかで、西脇の母親たちは、丹波の母親たちから、最初の会の活動で約5万5000人の署名を集め、署名を通じて直接には医師の派遣にはつながらなかったが、地域の人たちの意識が変わったという話を聞きました。西脇の母親たちは、医師の増員については西脇市や西脇病院でも懸命におこなっていることを聞いていたので、署名の必要性を感じていませんでしたが、丹波の母親たちの話を聞いて、みずからも署名活動を始めることにしました。署名活動にあたっては、独りよがりなものにならないため、西脇病院に１人で勤務する小児科医の気持ちを確認し、賛同の言葉をもらいました。また、來住壽一《きしじゅいち》西脇市長にも面会して署名の趣旨を説明し、積極的に協力してもらうことになりました。

当初は、まちで、怪しい署名活動をしている団体と間違われたり、「小児科だけなのか」と年配の男性に怒られたりしましたが、しだいに理解者が増え、１カ月の署名期間で当初の予定の２万名をはるかに超える６万５２４１名の署名が集まりました。そして、メンバーがいっしょになって考えた「頑張ってお医者さんを大切にします。小児科医を増やし、入院診療を再開してください」という言葉とともに、署名は西脇市長に手渡されました。

スタディーママ勉強会

医師不足問題に対して、「署名活動だけをして終わり」という運動も少なくありませんが、西脇の母親たちは、署名活動は西脇病院の小児科を守るための第一歩とし、さらなる活動を考えました。「スタディーママ勉強会」は、そのひとつです。勉強会は、子育て中の保護者を対象に、小児医療の現状や医師不足の原因、子どもが病気になったときの対処法や病気に対する予備知識を伝え、ともに小児医療を考え、学んでいくことをめざす活動です。

勉強会は３部構成になっています。第１部は「現状」として、全国の医師不足の状況や病院のある北播磨地域の小児医療の状況、小児科医の過酷な勤務を知り、自分の子どもを守るために、病気についての予備知識を持ち、適切な受診をおこなうことの必要性を学びます。

第2部は「病気に対する予備知識や対処方法」について学びます。兵庫県県民局発行の「小児救急の上手なかかり方」を配布し、メンバーが、新米ママであるキャサリン（ペープサート、紙の人形）と看護師のやりとりの寸劇や人形劇を演じます。寸劇や人形劇を通じて、参加者は、日ごろから子どもの様子をよく観察すること、かかりつけ医を持って、早めの受診に心がけることを知ります。参加者が医療について関心を持っているとは限らないので、できるだけ専門用語を使わず、親しみやすく、わかりやすい内容にしています。症状としては、電話相談で一番多い「発熱」に関しての知識や対応策に時間を割いて説明をしています。

第3部は「情報」として、医師会の監修を受けて、守る会がつくった『休日・夜間の小児救急について』の冊子について説明します。冊子は、小児救急にかかる時の手順や小児救急電話相談の相談時間や電話番号、インターネットアドレス、医療機関に受診する際の持ち物や医師に伝えるべきこと、救急車を呼ぶ時に気をつけること、子どもの症状のメモ書き、などがわかりやすくまとめられており、読むことで子どもの急病への適切な対応ができるようになっています。この冊子は、市の乳幼児健診でも無償配布されています。

なお守る会では、勉強会を通じて、保護者に「不安だったら医療機関に受診をしてください。ただ、すいているからと夜間や休日の医療機関の受診をしないでください」と訴えています。

そして、発表の後、グループにわかれ、勉強会で学んだことや、今まで困っていたことなどを話し合います。その場で即答できない質問については、後日、医師に確認して回答することにしているそうです。

スタディーママ勉強会は、西脇市内だけでなく、出張勉強会として周辺の北播磨の自治体でも開催されています。地域の病院が交代で小児救急医療を提供する当番日には、周辺の自治体の多くの子どもも、西脇病院を受診をするからです。また、地元企業に呼ばれて、働いている父親、母親を対象に出張勉強会をおこなうこともあります。北播磨地域全体に小児医療を守る輪を広げ、地域全体の小児科医、ひいては子どもたちを守るというのが会のメンバーの目標です。

自然体の活動

守る会では、スタディーママ勉強会の際に、保護者や子どもたちから西脇病院の勤務医や地域の開業医に対して感謝の言葉を伝える「ありがとうメッセージ」を書いてもらい、医師に渡すという活動をしています。メッセージは、院内に設置された「ありがとうボックス」に投函することもできます。

勉強会のほか、２００８年９月から、西脇市の広報『にしわき』に、守る会のコラムが掲載されるようになりました。３人のメンバーが執筆を担当し、連載は２０１０年１月号まで17回に及びます。また、市の子育て学習センターの『子育て新聞　へそっこランド』に、５人が担当して「スタママ通信」を掲載しています。通信では、北播磨の小児救急カレンダーのほか、出張勉強会のときに寄せられた病気についての情報を提供しています。

守る会の運動は、代表の村井さおりさんと事務局の石井眞理子さんが運営をリードしていますが、2人だけに負担がかからないように、メンバーが分担して仕事をするようにしています。会は、具体的な活動の中核となる「スタディーママ」のグループと、勉強会の際に託児の応援をするなどさまざまな形で助ける「サポートママ」のグループにわかれ、メンバー全員が、それぞれできる範囲で自然体の活動をしています。私も西脇市を訪問し、守る会のお母さんたちと意見交換をさせていただきましたが、とにかく自然体で、無理をしないことを強く感じました。

２００９年5月、会は「西脇小児医療を守る会」に名称を変更しました。これまでの活動を通じて、西脇病院の小児科に加えて、さらに広い地域の小児医療を守っていくことの重要性に気づいたからです。

なお、守る会の活動は小児科医の心に届き、２００８年3月25日におこなわれた、守る会のメンバーと西脇病院に勤務している小児科医との懇談《こんだん》で、「小児科医のために声を上げてくれて嬉しい。1名になっても頑張る」という発言があり、さらに２００９年4月には、新たに小児科医1名が西脇病院に勤務し、現在は2名体制になっています。

守る会の活動は、多くの人たちによって支えられてきました。藤田医師ら西脇市多可郡医師会の医師は、「『守る会』を守る」と、医療知識の視点をはじめとするさまざまなサポートをしています。

また、見逃せないのが、守る会の日ごろの活動の場である西脇市の子育て学習センター（へそっこランド）の指導員による支援です。指導員たちは、母親たちが行き詰まったときに声をかけ、家庭との活動のバランスを取ることなど、さまざまな気づきを与えてくれたそうです。勉強会の構成や人形の動かし方など具体的な運営方法についても、アドバイスを受けたそうです。

「活動に熱心になると、どうしても子どもがほったらかしになりがちですが、そういうことにも気づかせてもらいました」というのが、ある守る会メンバーの感想です。この子育て学習センターの指導員たちの果たした役割は、ともすれば行政本体から「仕事の成果が見えず、ムダである」と批判の対象にされやすい専門職の職員が、人と人とをつないで地域の課題を解決していくという、みずからの存在意義を十二分に果たした事例であるともいえます。

西脇市多可郡医師会の地域活動

西脇小児医療を守る会の活動は、西脇市多可郡医師会が主導する、地域を挙げた医療再生の動きにつながっていきます。先に紹介したように、もともと西脇市多可郡医師会は、小児科や内科の開業医が西脇病院内に入って診療するなど、医師会と病院の関係は良好でした。２００９年４月からは、それまで西脇病院と別な場所にあった医師会の休日急病センターをリニューアルし、西脇病院内に「休日急患センター」を開設し、開業医がすべての日曜日に内科・外科の診療をしています。

西脇市多可郡医師会では、西脇の母親たちの活動に刺激され、西脇市の医療を守るためには、医師会が西脇市民とともに医療のあり方を考えることが必要と、２００９年４月、開業医の冨原均《ひとし》医師が中心となり、「地域医療検討会」が設置されました。４月23日に開かれた第１回の検討会は、守る会の母親たちを招き、医師会の会員との意見交換をおこなうことから始めました。その後、地域医療検討会は毎月1回開催され、消防職員との意見交換、医療訴訟を考える集まりなど、毎回、テーマを決めて議論しています。

2009年7月5日には、地域医療検討会に参加するメンバーが主体となって市民フォーラム「明るく元気な西脇を取り戻そう!」が開催されました。フォーラムは、行政主導ではなく、市民が主体となり実行委員会を結成。西脇市や西脇市議会、市商業連合会など32団体が協賛し、西脇市を挙げたイベントとなりました。

さらに同年7月からは、医師会の医師が地域に入り、地域医療の現状について説明する地区別医療講演会が開催されました。講演会は、市内10カ所でおこなわれ、計約1000人の住民が参加。「医療崩壊」をテーマに、医師会の医師から、現在、地域医療で起きていることが報告され、いま市民が立ち上がらなければ西脇でも医療崩壊が起きること、医師と患者(住民)の信頼関係づくりを進める必要性が話されました。

この年の12月からは、地域医療検討会により北播磨地域の地域医療に起きていることを報告する『地域医療通信』が発行されています。これまで毎号約3000部、10号まで発行され、病院・市役所・医師会員・各地区住民のもとに届けられています。

現在、地域医療検討会では、検討会内に「プロジェクトN《エヌ》委員会」がつくられ、2つのことが試みられています。

1つは「まるごと『西脇』研修制度」です。西脇病院に研修に来る学生・研修生を西脇市民挙げて迎え入れようというものです。病院内の研修にとどまらず、診察や在宅診療などについて開業医と連携した研修や、守る会の勉強会に参加するなど多彩な研修メニューを提供するほか、地域住民との交流などが予定されています。研修医への過剰な干渉は逆効果になりますが、医師として必要な社会的コミュニケーションの能力を磨くためには、地域に出て、地域に住む人たちと接することは意義があることと考えられます。

「まるごと『西脇』研修制度」にあわせて、西脇市商業連合会では、研修医の支援金制度を創設しました。これは連合会が、２００９年5月に国の定額給付金の支給にあわせてプレミア付き商品券を５０００万円分発行し、その１％にあたる５０万円で基金を創設。西脇病院に寄附し、研修医が着任するときに、現金5万円を支度金として支給するというものです。

もう1つが、西脇病院スタッフへの「差し入れ隊」です。毎週土曜日の夜、医師・看護師・事務職員など病院スタッフに、市内の調理ボランティア・給食ボランティアグループ6団体、約２５０名が交代で食事の差し入れをするというものです。隣の丹波市の住民グループ「たんば医療支え隊」の県立柏原病院スタッフへの手作りの弁当の差し入れを参考にした活動です。

ふくらむ病院再生の芽

このような、西脇市民を挙げた医療再生の試みにより、住民の意識も変わってきているといいます。深夜の軽症での病院受診は減っており、0時以降の夜間救急の件数は3割減、救急件数がゼロという日もあるようになったといいます。37名まで減った医師数が、２０１０年4月には42名になり、医師の当直回数も以前に比べて減少しているといいます。

２００９年11月29日には、新病院のグランドオープンを記念して、商業連合会の移動遊園地や市民団体によるふれあい市などが開催されるなど、８０００人の市民が参加した盛大なイベントがおこなわれました。当日、守る会は、子どもたちが病院のなかを探検する「病院探検」を開催し、多くの子どもが参加しました。藤田医師をはじめとする市内の小児科医も、全員着ぐるみを着て子どもと遊ぶなど、住民と医療者が心触れあうイベントとなりました。

しかし、西脇市の医療再生にも課題があります。西脇病院の病院建築費が約１４０億円にも及び、毎年10億円近い病院債の元本利息の返還が予定されています。現在の医師数は、借金返済をするぎりぎりの数であり、これ以上の医師減少は、病院の財政破綻そのものにつながりかねません。西脇病院ひいては西脇の医療を守っていくためには、地域が一体となって西脇病院を医療者が働きやすく、人が集まる病院にしていくことが必要となります。道はけわしいのですが、その可能性はあると私は考えています。

2　市区町村初の「地域医療を守る条例」――宮崎県延岡市

地域の中核病院の診療機能低下

宮崎県延岡《のべおか》市は、宮崎県北部に位置する市で、人口約13万人。かつては延岡藩の城下町として、最近では県内有数の工業都市として栄えてきた市です。

延岡市には、宮崎県北部地域約25万人の生命を支える基幹病院、県立延岡病院があります。県立延岡病院は、病床数４６０床の病院で20科の診療科、重症の患者を受け入れる３次救急医療施設としての救命救急センターがあり、２００６年11月には地域医療支援病院の指定を受けています。１９９７年には病棟を新築。２００２年には常勤換算で49名だった医師数も２００７年には62名まで増えるなど、病院は順調に発展してきました。

しかしながら、全国的な医師不足は、県立延岡病院にも影響を与えることになります。２００６年７月に眼科の医師２名が退職、２００７年６月には精神科の医師１名が退職になり、それぞれ休診となりました。２００８年３月には、消化器内科医師１名、循環器科医師１名、神経内科医師１名、外科医師１名が退職。５月には、腎臓専門の内科医師１名が退職しました。さらに同年８月に消化器内科医師１名が退職し、休診となりました。このことにより、静脈瘤《じょうみゃくりゅう》破裂などの吐血《とけつ》、下血《げけつ》（消化管出血）の患者への対応ができなくなりました。

さらに２００９年１月17日の報道は、延岡の人たちに大きなショックを与えました。その年４月末までに、県立延岡病院の救急担当の副院長、内科の血液担当医と腎臓担当医各１名、神経内科医３名、合わせて６名の医師が退職する予定だというのです。腎臓内科、神経内科は医師が不在となり休診。腎臓専門医がいなくなることで、心臓、肝臓病などとの合併症を併発した患者など重症の腎疾患の患者の受け入れが困難になります。また、神経内科の医師が退職することで、脳梗塞《のうこうそく》や神経難病患者への対応ができなくなります。

市内にある延岡市医師会病院でも内科医が２名欠員になっており、延岡市医師会が市から運営の委託を受けている延岡市夜間急病センターや、開業医が交代で日曜・祝日に診療をおこなう当番医制度も、開業医の高齢化などにより、困難さが増していました。

宮崎県は、県内を南北に貫《つらぬ》く高速道路がなく、延岡市から宮崎市内まで一般道で2時間近くかかります。宮崎県にはドクターヘリもなく、県立延岡病院で診療のできない患者を他の地域に送ることは、とてもむずかしい状況にあります。県立延岡病院の一部の診療科の休止は、延岡市民の生命そのものを脅かすものとなるのです。

県立延岡病院の医師が相次いで退職をする原因として、医師の過酷な勤務がありました。県立延岡病院に搬送《はんそう》される救急患者は年を追って増加。1993年度に2842人であった休日・夜間の救急患者数は、2007年度には9237人となりました。2008年度は、宮崎県北部地域の自治体が共同でおこなった「県立延岡病院の軽症での休日・夜間の受診(コンビニ受診)を控えよう」という広報活動の成果もあり、2007年度に比べ約27%減の6756人になりました。

しかし、医師が眠ることができず疲弊《ひへい》する原因となっている深夜23時から翌朝8時までの深夜帯の受診は、2007年度の2994人から2008年度は2524人と、約16%しか減少していませんでした。これは、深夜帯の軽症の患者を受け入れている市夜間急病センターが医師の不足から金曜日だけしか診療をおこなっていないことや、延岡市以外の自治体で深夜帯の患者の受け入れをする医療機関が少なく、どうしても県立延岡病院で受診せざるを得ないことが影響しています。

県立延岡病院では、過酷な勤務環境が原因で倒れた医師もいました。「仕事の意義はわかるが、過労死しかねない労働環境の県立延岡病院には、やはり勤務できない」というのが、多くの医師たちの気持ちでした。このような状況では、医師を派遣している大学医局も、医師の気持ちを無視して無理に派遣はできません。

内科系の医師の大量退職により、このまま後任の医師がなければ、定数66名の医師数が50名にまで減少し、とくに、病院の要となる内科の医師数（定数10名）は8名から3名に減ることになります。残った医師への負担が増加し、さらなる医師の退職を招き、県立延岡病院の医療は大崩壊しかねません。延岡市の地域医療は、最大の危機に立たされたのです。

「地域医療を守る県北ネットワークの会」の署名活動

首藤正治《すどうまさはる》延岡市長は、相次ぐ医師の退職に危機感を抱き、２００８年４月には市の健康増進課に救急医療専任担当の主幹を配置（２００９年１月には地域医療対策室として独立）、同年10月には医療関係者や住民が参加した医療問題懇話会を開催し、周辺市町村と連携をして、住民向けの「安易な時間外受診の自粛」の啓発活動を積極的に展開してきました。啓発活動は、市の広報特集（２００８年３月、５月、９月）、地元ケーブルテレビ、チラシ４万８０００枚、区長会や健康教育の場での啓発活動など多岐に及び、先に紹介したように２００８年度の県立延岡病院の休日・夜間の時間外受診は27％減少という成果を生んでいました。

このようなことが進んでいた最中に、県立延岡病院の内科系医師６名の大量退職問題が起きたのです。地域医療の崩壊の危機に対し、延岡市や延岡市民は、住民・医療関係者・行政が一体になった地域医療の再生に取り組むことになりました。

医師の大量退職が報道された数日後の1月22日、延岡市民が中心となり「県北の地域医療を守る会」が結成されました。この会は、個人の集まりではなく、延岡市内の区長連絡協議会、男女共同参画会議、青年会議所、旭化成延岡ＯＢ会、公民館連絡協議会、腎臓病患者会、「のべおか市民力市場」の各団体で構成されている団体です。さらにこの県北の地域医療を守る会が中心となり、1月28日には、周辺自治体を巻き込んだ「地域医療を守る県北ネットワークの会」が発足し、宮崎県知事への署名活動が開始されました。

私は、単なる医師の派遣を要求する署名活動では、その効果は限定的と考えています。確かに、署名活動は、民主主義において住民の意思を明確にする、もっとも基本的な手段のひとつです。署名の数が集まれば、当然行政は集まった署名を尊重して行動することになります。しかし、そもそも住民が集めた署名は、どこに行くのでしょうか。実際に病院で勤務してほしい医師には署名は届きません。確かに、署名をすることで、行政はいっそう医師不足へ対応することが求められるし、医師の待遇は改善される可能性が高いと思います。しかし、医師が仕事に疲れきって退職をした地域では、住民がこれまでの行動をふりかえり、意識を変えなければ、わざわざ医師は医療崩壊した病院に勤務したいと思いません。単なる要求型の署名活動だけでは、医師不足問題の本質である「住民も地域医療の『当事者』として責任がある」という気づきがありません。

地域医療を守る県北ネットワークの会の署名活動は、それまでの延岡市による休日・夜間の軽症受診の自粛のＰＲ活動もあり、署名の際に「医師へ感謝の気持ちをあらわし、コンビニ受診をやめよう」の思いをあわせて表明しながらおこなわれました。署名の総数は15万１９０７名におよび、２００９年2月27日、この署名は東国原《ひがしこくばる》英夫宮崎県知事に提出されました。延べ５０００人の住民が、街頭での署名の働きかけなど啓発活動に参加したといいます。

この署名活動が、宮崎大学医学部関係者を動かし、その年４月には、退職者にかわり、６名の医師（腎臓内科医２名、麻酔科医２名、呼吸器内科医１名、歯科口腔《こうくう》外科医１名）、５月には放射線科医師１名（夜間当直のローテーションにも入る）が県立延岡病院に勤務することになりました。退職意向であった血液専門医師１名は退職を取り消しました。神経内科は休診となったものの、内科系医師の大量退職が引き金となった医療崩壊という最悪の事態は免れたのです。

延岡市医師会と延岡市との連携

延岡市医師会も、延岡の地域医療を守るため、延岡市と連携して積極的に活動しています。

２００８年７月には延岡市の「夜間急病センター」の土曜日午後の診療時間拡大（14時～18時）、日・祝日の在宅当番医制度の診療時間延長（17時までを18時までに延長）をおこなっており、２００９年10月には、土曜日の午後11時～翌朝７時までの深夜帯についても内科に限って診療を拡大しています。深夜帯の診療は週２日になりました。

子どもの保護者に、適切な受診をおこなうことの必要性を訴えても、医療知識や医療者のアドバイスがなければ不安であり、そのような保護者を突き放すことは不親切です。そのため、２００９年１月には、夜間急病センターが、市の健康増進課の協力を得て、保護者に医療機関への受診の目安を症状の項目ごとにフローチャートで示す「子ども救急医療ガイド」を発行しました。

さらに、県立延岡病院の消化器内科および神経内科の休診にともなって、重症の救急患者への対応のため、県立延岡病院と医師会病院、市内の民間病院が連携し、２００９年２月から「消化管出血輪番体制」、３月末から「脳梗塞患者輪番体制」を開始しています。医師会病院などの病院に、内視鏡止血の取り扱いや消化管出血の処置等の経験がある、他の病院の医師が応援に入り、交代で救急患者に対応します。新たに応援に加わる医師は勉強会を開き、患者への救急対応を学んでいるそうです。

延岡市の軽症の患者の救急医療を支えている「夜間急病センター」と「日曜・祝日の在宅当番医制度」ですが、現実には、協力する医師会員は高齢化しています。市内で新規開業する医師が少ないということが大きな原因ですが、夜間急病センターに協力する医師の平均年齢は内科医が51・8歳、小児科医が52・8歳(地元紙『夕刊デイリー』２００９年3月2日)。かかりつけの開業医が不足していることにより、県立延岡病院へ患者が集中しているのではないかという意見もあります。

このため、延岡市では、２００９年5月に、３年間の限定で市内に医療機関を開業する場合、資金の一部(５００万円)を補助する制度を創設しました。その制度をうけて、6月には、「医療の面から地域づくりにかかわりたい」と34歳の外科医が新しく市内に開業することになりました。開業した医師は、新たに夜間急病センターの診療にも協力をしています。

まちの看護師による子どもの救急相談電話

２００９年2月には、延岡市独自の小児救急医療電話相談(「まちの看護師　子どもの救急相談電話」)が開始されました。病気になった子どもの病状に不安を持つ親のために、ほとんどの都道府県で子どもの電話相談がおこなわれていますが、当時、宮崎県は、土日だけ電話相談をしていて、平日の相談はありませんでした。そのため、延岡市独自の試みとして、宮崎県が平日の電話相談事業をおこなうまでの期間限定で、市内の退職した看護師などの協力を受けて電話相談ができないかという話が持ち上がりました。

市役所の関係者が、市の健康増進施設でボランティアで健康相談をしている小児科経験のある退職看護師７人に協力を仰いだところ、最初は、電話でのやりとりへの不安や人数が集まらないと１人あたりの相談の回数の負担が大きくなる可能性が高いなどの理由で難色が示されました。しかし、市の関係者が「地域医療問題への取り組みは『地域づくり』をすることであり、延岡市は市民力が高く、多くのボランティア活動がまちを支えている。行政には限界があり、電話相談も市民の持つ得意分野の力を結集して担ってほしい」と訴えたところ、看護師たちから「とにかく頑張ってみます！」という返事をもらうことができました。

実際に電話相談をおこなう場合、７人ではたいへんなので、市内の医療機関にチラシを配布し、「『市民総力戦』で地域医療を守ること」を訴えた結果、現役の看護師も含めて28名の看護師から協力の申し出がありました。このように現役看護師と退職看護師が１つの事業に携わることはこれまでない、きわめてまれなこと(宮崎県看護協会地区理事、米田真由美さん談)だそうです。

宮崎県の電話相談がない平日の19時半から22時まで相談業務をおこない、実際には１日平均

２・３件（最高1日9件）の相談がありました。相談事業は、県の電話相談が平日の運用を始めるまでという条件でなされていますが、看護師グループでは、相談事業が終了したら地域に出て活動したいという意向が強くなっているということです。市の看護協会と市役所、「県北の地域医療を守る会」との連携も生まれてきているそうです（なお、２０１０年4月、宮崎県が平日の電話相談を開始したことにより、延岡市の子どもの救急相談電話は終了となりました）。

地域住民の活動

署名活動の中心となった「県北の地域医療を守る会」も、署名をして終わりではなく、住民としてできる活動をしています。２００９年3月22日には、県北の地域医療を守る会の構成団体である「のべおか市民力市場」が中心となって開催された市民協働博覧会で、賢《かしこ》い医療の受診のあり方を学ぶ手作り絵本『くませんせいのＳＯＳ』（文と絵、ふじもとはるえ）が舞台化され、上演されました。演じたのは、延岡市元気づくり推進員によって組織されている「のべおか元気かい」。当初はメタボ検診のＰＲのための劇を演じる予定にしていたところ、市職員に勧められて絵本を劇にしたといいます（舞台の様子は、延岡市のホームページから視聴可能）。

２００９年11月には、県北の地域医療を守る会が主催し、「地域医療シンポジウム」が開催され、同年12月には、会の会報『あした』第1号が発行されました。会報は、県北地域の医療の現状を幅広く知ってもらうとともに、会報を通し、地域医療を支える医師へ住民からの感謝のメッセージを伝えるものとなっています。

全国市区町村初の「地域医療を守る条例」の制定

延岡市の地域医療を守る試みがひとつの形になったのが、２００９年９月に延岡市議会で可決された「延岡市の地域医療を守る条例」（37ページの表）です。この条例は、地域医療を守る条例として市区町村では全国初となるものです。

条例の第２条第１項は、基本理念として、地域医療の危機に際し、市民、医療機関、延岡市が総力を結集し、地域医療を守っていくことを宣言します。同条第２項で、あわせて市民が健康長寿であるようなまちとすることをめざすこととしています。

条例では、延岡市民、医療機関、延岡市（行政）の三者に対して責務を課しています。

市民に対しては、具体的に「かかりつけ医を持つように努めること」、「診療時間内にかかりつけ医を受診し、安易な夜間及び休日の受診を控えるよう努めること」、「医師などの医療の担い手が市民の命と健康を守る立場にあることを理解し、信頼と感謝の気持ちをもって受診すること」のほか、「自らの健康長寿を推進するため、検診及び健康診査を積極的に受診するとともに、良好な生活習慣に留意し、日頃から自己の健康管理に努める」こととしています（第４条）。

また、医療機関に対しては、良質かつ適切な医療をおこなうため、「患者に対して医療に関する適切な説明を行い、患者の立場を理解し、信頼関係の醸成《じょうせい》に努めること」、「医療機関相互の機能の分担及び業務の連携を図るよう努めること」、「医師等医療の担い手の確保に努めるとともに、良好な勤務環境の保持に努めること」、「市が実施する検診、健康診査等に協力するよう努めること」を求めています（第5条）。

延岡市には、市民に対して良質かつ適切な医療が効率的に提供される体制を確保するため、地域医療を守るための施策を推進するほか、市民の健康長寿を推進するための施策を総合的に実施する責務が課されています（第3条）。

ただ、条例をつくれば医師不足問題が解決するものでもありません。条例の理念を実現するために、市民、医療機関、行政が実際に行動をしていくことが必要です。

延岡市民が一体となった地域医療の再生の試みが効果を生み、県立延岡病院の救急患者数は前年実績を下まわり、23時から翌朝8時までの深夜帯の患者も、たとえば２００８年１月の患者数２５０人が２０１０年１月には１４３人になるなど、さらに減少の傾向にあります。

延岡市民が地域医療再生に一丸となって取り組むことができた要因として、延岡市では、これまで社会教育やボランティア活動が盛んで、市民のあいだのつながりが強かったことがあります。すべて行政に「お任せ」で、市民みずからが動くことが少ない地域が多いなかで、行政・医療者（医師会、看護協会）、住民団体が協働して事業を展開している自治体は少ないといえます。

地域が一体となった取り組みにもかかわらず、２０１０年４月の県立延岡病院の医療体制は、医師４名（産婦人科、小児科、放射線科、腎臓内科）が退職し、後任が見つからないことから53名の体制になります。これは、宮崎県内の医師不足が、いっそう深刻化し、大学医学部や宮崎県が医師の派遣をできないことが影響しています。

その一方、２０１０年４月、宮崎医科大（現宮崎大医学部）出身で、北海道夕張市で地域医療を

表　延岡市の地域医療を守る条例

近年，少子高齢化が急速に進展するなか，市民の生活様式や嗜(し)好は大きく変化するとともに，市民の医療に対する要求や健康に対する需要は多様化しており，このような変化に対応するためには，基盤となる地域医療を守ることが不可欠となっている．

このため，市民と医療機関相互の理解と信頼関係の醸成，医療機関相互の機能分担と業務連携の推進，行政と市民そして医療機関相互の協働によって地域医療を守るとともに，医療と保健及び福祉が密接な連携を図りながら，市民が自らの生涯を健康に全うすること(これを「健康長寿」という.)を推進することが重要となっており，市民や市民活動団体等による健康長寿を推進するための積極的な取組みが期待されている．

ここに，将来にわたって市民が安心して医療を受けることができる体制を確保するとともに，市民の健康長寿を推進するため，この条例を制定する．

(目的)

第１条　この条例は，本市の地域医療を守り，良好な地域医療体制のもとで市民の健康長寿を推進するための基本理念を定め，市，市民及び医療機関が果たすべき責務，施策等について定めることにより，将来にわたって市民が安心して医療を受けることができる体制を確保することを目的とする．

(基本理念)

第２条　地域医療は，市民が安心して生活していくうえで欠かすことのできないものであることにかんがみ，持続可能な地域医療体制を構築するため，市，市民及び医療機関が一体となり，地域全体で守らなければならない．

2　市民の健康長寿は，良好な地域医療体制のもと，市民自らの健康の維持増進のための努力を基礎として，医療と保健及び福祉の連携により推進されなければならない．

(市の責務)

第３条　市は，前条に定める基本理念(以下「基本理念」という.)に基づき，市民に対して良質かつ適切な医療が効率的に提供される体制を確保するため，宮崎県医療計画(医療法(昭和23年法律第205号)第30条の4の規定に基づき宮崎県が策定する医療計画をいう.)を基本として，地域医療を守るための施策を推進する責務を有する．

2　前項に定めるもののほか，市は，市民の健康長寿を推進するための施策を総合的に実施する責務を有する．

(市民の責務)

第４条　市民は，基本理念に基づき，地域医療を守るため，次に掲げる責務を有する．

(1)　かかりつけ医(日常的な診療，健康管理等を行う身近な医師をいう．以下同じ.)を持つよう努めること．

(2)　診療時間内にかかりつけ医を受診し，安易な夜間及び休日の受診を控えるよう努めること．

(3)　医師，歯科医師，薬剤師，看護師その他の医療の担い手(以下「医師等医療の担い手」という.)が市民の命と健康を守る立場にあることを理解し，信頼と感謝の気持ちをもって受診すること．

2　前項に定めるもののほか，市民は，自らの健康長寿を推進するため，検診及び健康診査を積極的に受診するとともに，良好な生活習慣に留意し，日頃から自己の健康管理に努めるものとする．

(医療機関の責務)

第５条　医療機関は，基本理念に基づき，良質かつ適切な医療を行うため，次に掲げる責務を有する．

(1)　患者に対して医療に関する適切な説明を行い，患者の立場を理解し，信頼関係の醸成に努めること．

(2)　医療機関相互の機能の分担及び業務の連携を図るよう努めること．

(3)　医師等医療の担い手の確保に努めるとともに，良好な勤務環境の保持に努めること．

(4)　市が実施する検診，健康診査等に協力するよう努めること．

(市の基本的施策等)

第６条　地域医療を守るための市の基本的施策は，次のとおりとする．

(1)　初期救急医療体制の整備に努めること．

(2)　宮崎県，関係大学，医師会，歯科医師会，薬剤師会，各医療機関，市民活動団体等との連携を図り，地域医療を守るための施策の推進に努めること．

(3)　市民に対する適正な受診の推進に関する啓発及び地域医療に関する情報の積極的な提供に努めること．

2　前項に定めるもののほか，市は，保健，福祉その他の健康増進のための施策の充実，市民，市民活動団体等が行う市民の健康長寿を推進するための取組みの支援等市民の健康長寿を推進するための総合的な施策の実施に努めるものとする．

3　市長は，前２項に規定する基本的施策を実施するため，必要な財政上の措置を講ずるよう努めるものとする．(以下，略)

学んでいた森田洋之《ひろゆき》医師が、延岡市夜間急病センターで週4日診療をおこなうことになりました。森田医師が、延岡市民の医療再生の試みを評価し、延岡市関係者と交流を持ったことが勤務のきっかけになりました。延岡の地域医療の試練はまだ続いていますが、地域が一体となった医療再生の試みは、しだいに成果を上げています。

3 「三方よし」の地域医療再生をめざす——滋賀県東近江市

国公立3病院の急激な医師の減少

東近江市《ひがしおうみし》は、人口約12万人。滋賀県の南東部に位置し、額田王《ぬかたのおおきみ》と大海人皇子《おおあまのおうじ》の相聞歌《そうもんか》の舞台となった蒲生野《がもうの》や永源寺《えいげんじ》、百済寺《くだらじ》など由緒ある古寺があることで有名です。中世以降は交通の要衝として栄え、近世には近江商人が活躍し、多くの企業家を生んでいます。２００５年2月に１市4町（八日市《ようかいち》市、永源寺町、五個荘《ごかしょう》町、愛東《あいとう》町、湖東《ことう》町）が合併して「東近江市」が誕生し、さらに、２００６年1月に能登川《のとがわ》町および蒲生町が加わりました。

東近江市には、国公立の病院として国立病院機構滋賀病院（２２０床）、市立能登川病院（１２０床）、市立蒲生病院（１２０床）の３つの病院があります。医師不足の影響は、これらの３つの病院にも及んでおり、２００３年に3病院合計で63名いた常勤医師数が、２００９年には28名にまで減ってしまいました。医師不足による地域医療の危機に対して、東近江市では、医療・福祉の関係者、住民、ＮＰＯ、行政が一体となって地域医療の再生に取り組んでいます。

市民が考える医療フォーラム

東近江市の地域医療再生のきっかけは、２００６年から開催されている「市民が考える医療フォーラム」でした。当時、滋賀県医師会長から、地元の東近江医師会長の小鳥《おどり》輝男さんに対し、在宅医療の支援について、事業の予算がついたので何かしてほしいという依頼が寄せられました。小鳥さんは、最初は何をしてよいかわからなかったそうです。

ここで、地元で「ＮＰＯ法人しみんふくしの家八日市」の理事長をつとめる小梶《こかじ》猛さんとの出会いがありました。小梶さんは一級建築士として地元で設計の仕事をしてきましたが、「人びとが住み慣れたわが町で、互いに支え合い、尊敬し合って、自分らしく生き続けられること」を願い、仲間とともにＮＰＯ法人を設立。市内で認知症の高齢者の居場所づくりのためのグループホームやデイサービス事業や、学童保育、世代交流子育て支援「あったか広場」などの事業を展開してきました。

２００６年7月、ＮＰＯ法人しみんふくしの家八日市が、東近江医師会や東近江保健所の支援を受ける形で事務局となり、第1回「市民が考える医療フォーラム」が開催され、市民と医療福祉関係者約２５０人が参加しました。フォーラムのテーマは「イメージできますか？　あなたの人生総仕上《ターミナル》げ」で、市民に「死生観」を問いかけるものでした。

小梶さんたちのＮＰＯがフォーラムの事務局を引き受けた理由として、地域で高齢者福祉の活動をしていて、「自分も必ず死ぬんだ」と気づき、こんな大事なことを病院や医師だけに任せてはいけないと考えたためだったということです。そして、小梶さんはフォーラムを開催するに当たって、単に市民が要求するのではなく、市民が「私たちに何ができるのか」を考えてもらうことを意識したといいます。フォーラムは5回開催の目標で半年ごとに開かれ、滋賀県外や地域で在宅医療や終末期の医療にかかわる人たちを招き、講演者だけでなく、参加者もいっしょに考える場がつくられていきました。

「三方よし研究会」による地域連携クリティカルパス（診療計画）

市民が考える医療フォーラムの医療関係者と介護関係者そして市民、行政の関係は、「三方《さんぼう》よし研究会」による脳梗塞患者の「地域連携クリティカルパス（診療計画）」の試みに引き継がれていきます。地域連携クリティカルパスは、1人の脳梗塞の患者について、1つの医療機関だけが治療するのではなく、救急治療をする「急性期」の病院、リハビリをする「回復期」の病院、在宅復帰をめざしたリハビリや療養をする「維持期」の病院、開業医、老人保健施設、介護事業者が連携して患者の治療・療養をおこなうものです。

各医療機関・福祉施設が連携することにより、患者が集中しやすい急性期の病院の負担を軽減することが可能となります。各医療機関・福祉施設の連携のカギとなるのが、クリティカルパス（診療計画）です。2枚の紙にリハビリの経過や症状、日常生活のレベルなどを、患者を担当した医師や施設のスタッフなどが書き込みます。すべての医療機関、介護施設が切れ目なく患者の支援をするために、すべての関係者が同じ紙を持っています。

地域連携クリティカルパスは、医療・介護関係者と一部住民が参加して２００７年8月に発足した、連携ネットワーク研究会「三方よし研究会」によって作成されました。「三方よし」とは、近江商人の家訓「売り手よし、買い手よし、世間よし」にならって、「患者よし、医療機関よし、地域よし」となることを願って命名されたものです。

東近江地域の連携パスの特徴は、高齢者の医療・介護にかかわるすべての関係者が一体となって連携パスをつくったことです。他の地域の連携パスが、急性期と回復期の病院間の連携にとどまり、開業医やケアマネジャー、介護事業者とのつながりが弱く、在宅療養の手前で連携パスの効果が切れてしまいがちなのに対し、東近江地域の場合、連携パスの作成に開業医やケアマネジャー、介護事業者、さらに市民も入ったことにより、入院から自宅での療養まで一貫した患者へのケアが可能となっています。患者にとっても、どのような形で入院・転院・在宅生活をおくるかが連携パスを通じて理解でき、「病院から追い出された」という意識が少なくなったそうです。

通常、介護事業者側から見れば、医師の世界は敷居が高く、対等な議論をすることはむずかしい面があります。三方よし研究会では、月1回の勉強会に毎回80人以上が出席し、職種の壁を越え、参加者が車座《くるまざ》(これが大事ということです)になって議論します。時にはお酒を飲み、本音を言える関係がつくられています。

43ページの**図2**は、患者が持つ「三方よし手帳」です。連携パスは、２００７年12月から運用が開始されました。２００９年7月までのあいだに４４２人の脳卒中患者のデータが報告され運用の対象となりましたが、急性期病院から直接、在宅に移行した患者が１８６人、急性期病院から回復期病院を経て在宅に移行した患者が44人、あわせて230人が在宅療養へ移っています。発症から回復期リハビリ病棟に入院するまでの期間が4週以内という例が非常に多くなり、結果として急性期病床に空きができて、医療圏内の救急、搬送受け入れが15・2％増加しました。

連携パスの適用には、適切な時期の退院や転院が必要となり、住民の理解が必要です。小梶さんたちの「市民が考える医療フォーラム」も、新たに2009年3月に第6回目のフォーラムを開催し、地域住民に地域連携パスについて考えてもらうための場をつくりました。三方よし研究会の参加者は徐々に増え、最近では100人近くが集まり、熱気あふれる議論がくり広げられています。現在、CKD（慢性腎臓病）、糖尿病、心筋梗塞の連携パスも作成中といいます。

三方よし研究会の地域連携パスの作成の試みは、まだ始まって2年で課題も多く、試行錯誤の状況にあります。東近江地域の市民への連携パスの浸透もこれから本格化していくことになります。研究会のメンバーは、とにかく「しつこく、長く続けること、みんなの共有財産であると考え、大事に思うこと」が大切と、毎回の勉強会をしています。

「地域から医療福祉を考える東近江懇話会」

「地域から医療福祉を考える東近江懇話会」は、2008年12月に滋賀県の医療福祉を考える懇話会の地域版として、県の東近江保健所管内の東近江市、近江八幡市、日野町、竜王町などから17人の関係者が委員になり、設置されました。メンバーは、病院や医師会の医療関係者だけでなく、子育て中の母親、高齢者の生活を支える介護関係者、人生の終末期にかかわる僧侶、実際

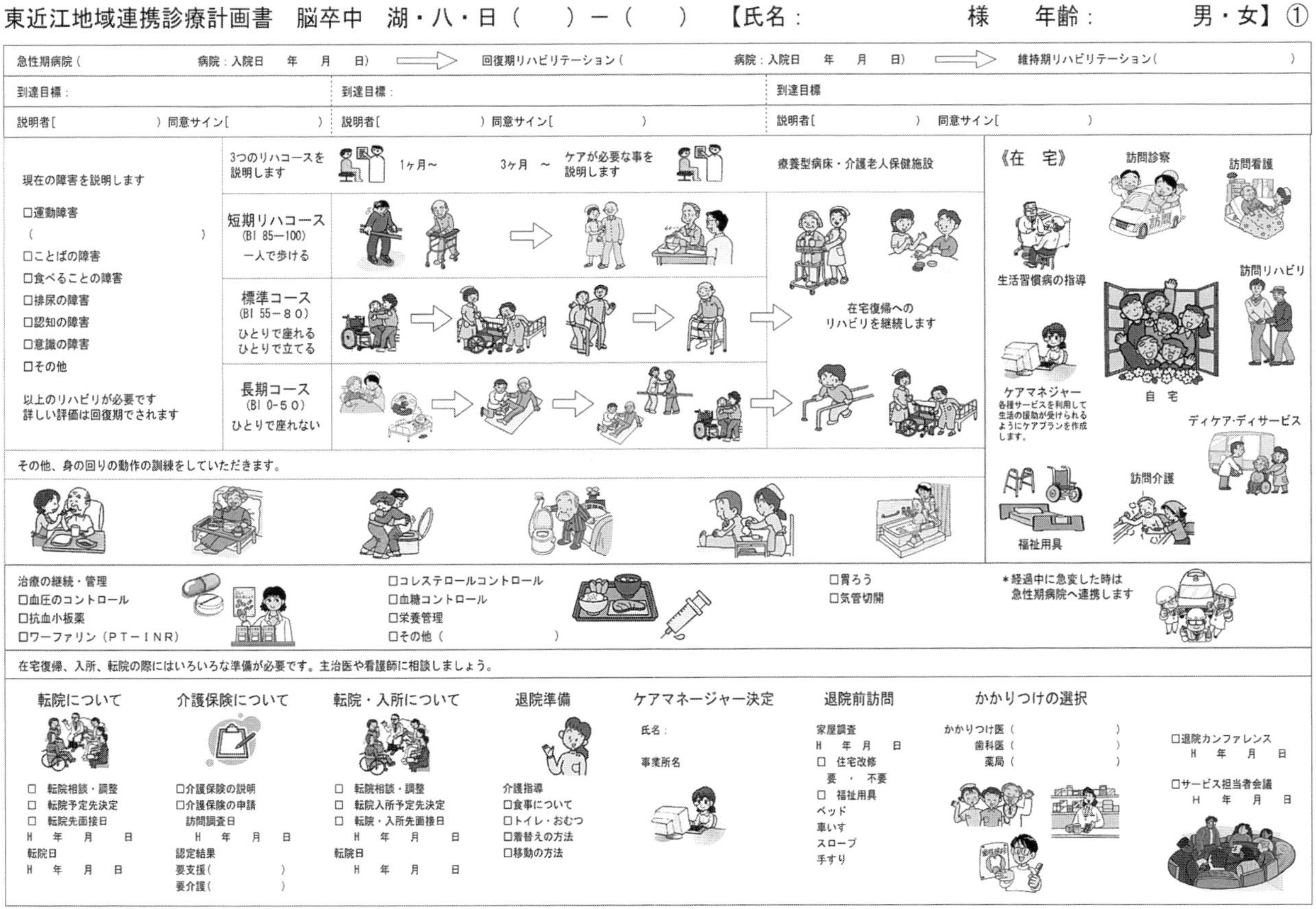

東近江地域連携診療計画書　脳卒中　湖・八・日（　　）－（　　）　【氏名：　　　　　　　様　　年齢：　　　　男・女】①

急性期病院（　　　　　病院：入院日　　年　　月　　日）⇒　回復期リハビリテーション（　　　　病院：入院日　　年　　月　　日）⇒　維持期リハビリテーション（　　　　）

到達目標：　｜　到達目標：　｜　到達目標

説明者［　　　　］同意サイン［　　　　］　｜　説明者［　　　　］同意サイン［　　　　］　｜　説明者［　　　　］　同意サイン［　　　　］

現在の障害を説明します

□運動障害
（　　　　　　　）
□ことばの障害
□食べることの障害
□排尿の障害
□認知の障害
□意識の障害
□その他

以上のリハビリが必要です
詳しい評価は回復期でされます

3つのリハコースを説明します　1ヶ月～　3ヶ月　～　ケアが必要な事を説明します　療養型病床・介護老人保健施設

短期リハコース
(BI 85—100)
一人で歩ける

標準コース
(BI 55－80)
ひとりで座れる
ひとりで立てる

長期コース
(BI 0-50)
ひとりで座れない

在宅復帰への
リハビリを継続します

《在　宅》
訪問診察
訪問看護
生活習慣病の指導
訪問リハビリ
ケアマネジャー
各種サービスを利用して生活の援助が受けられるようにケアプランを作成します。
自　宅
ディケア・ディサービス
訪問介護
福祉用具

その他、身の回りの動作の訓練をしていただきます。

治療の継続・管理
□血圧のコントロール
□抗血小板薬
□ワーファリン（PT－INR）

□コレステロールコントロール
□血糖コントロール
□栄養管理
□その他（　　　　　）

□胃ろう
□気管切開

＊経過中に急変した時は
急性期病院へ連携します

在宅復帰、入所、転院の際にはいろいろな準備が必要です。主治医や看護師に相談しましょう。

転院について
□　転院相談・調整
□　転院予定先決定
□　転院先面接日
H　年　月　日
転院日
H　年　月　日

介護保険について
□介護保険の説明
□介護保険の申請
訪問調査日
H　年　月　日
認定結果
要支援（　　　）
要介護（　　　）

転院・入所について
□　転院相談・調整
□　転院入所予定先決定
□　転院・入所先面接日
H　年　月　日
転院日
H　年　月　日

退院準備
介護指導
□食事について
□トイレ・おむつ
□着替えの方法
□移動の方法

ケアマネージャー決定
氏名：
事業所名

退院前訪問
家屋調査
H　年　月　日
□　住宅改修
要　・　不要
□　福祉用具
ベッド
車いす
スロープ
手すり

かかりつけの選択
かかりつけ医（　　　　）
歯科医（　　　　）
薬局（　　　　）

□退院カンファレンス
H　年　月　日
□サービス担当者会議
H　年　月　日

図2　患者用連携パス(三方よし手帳)

に救急搬送をする消防署や、住民へ情報を提供する図書館の職員などが参加しています。

懇話会は、これまで6回の会議と1回の公開フォーラムを開催してきました。会議では、よくある「言い放し」ではなく、それぞれの立場で現状を話し合い、自分たちができること、それぞれのメンバーが協力をしてできることを話し合い、具体的な「実践」活動をしてきたことが特徴です。

懇話会では、最初に手作りのイラストを使った医療崩壊パンフレットを作成、このパンフレットを使って住民に適正な受診をおこなうことを啓発しています。

2009年11月には、地域から医療福祉を考える東近江懇話会に図書館長がメンバーとなったことがきっかけとなり、東近江市立能登川図書館に健康医療情報コーナー「バオバブ」が開設されました。市内7カ所の図書館の共同の取り組みとして、各図書館にある医療・福祉の資料約6000冊を能登川図書館に集め、貸し出しは市内の図書館どこからでも可能となっています。バオバブの名前には、アフリカのある地域では、人びとがバオバブの木とともに暮らし、生活の糧《かて》であり、精神的支えであることから、医療や健康に関する情報の集積と提供を通じて、バオバブのように地域に根ざして人びとの支えになりたい、寄り添って生きていく図書館でありたい、という思いが込められています。

書籍は、バオバブの「よりよく生きてよりよく老いる」のテーマに沿って、「医療をとりまく環境」、「医学」、「いのちをみつめる」、「病気（がん）」、「病気（小児がん）」、「病気（心臓）」、「病気（脳）」、「病気（疾病）」、「障がい」、「精神」、「薬」、「介護」、「福祉」、「安全に食べる」、「健康法」、

「女性の健康」、「出産育児」の順に整理され、病気に悩む人だけでなく、医療従事者にも参考になるような本も取りそろえられています。

また、小スペース「地域の情報ひろば」では、医療に関する新聞のコピーのほか、まとめて見ることができない東近江地域の病院・診療所のパンフレットや『病院・診療所だより』も見ることができます。さらに、図書館の検索用端末には、健康医療情報として、「医療・健康に関する総合的な情報」や「診療ガイドライン」、「患者会や闘病記の情報」などがあります。情報は、図書館のホームページを通じて、インターネット上でも検索可能です。

地域医療の問題は、最近ではマスコミでもよく報道されているものの、住民が体系的に情報を得るような場は少ないのが現状です。東近江市立図書館の試みは、図書館が住民と医療を情報でつなぐ役割を担っており、単なる貸本をするのではなく、地域住民に対して必要な情報を整理し提供する、本来の図書館の使命を踏まえた活動であるといえます。

さらに懇話会の議論のなかで、きびしい地域医療の環境を解決していくためには、母親も子どもの医療について学ぶ場が必要という議論があり、母親の立場から懇話会に参加している近江八幡市在住の國司《くにし》まゆさんが、東近江地域の母親約20人に声をかけて「子どもの医療勉強会　はちどりの会」が結成されました。２００９年７月には、地元消防署の救急救命士を招いての勉強会を開催。年４回、「熱中症（夏）」、「けが（秋）」、「やけど（冬）」、「水の事故（春）」など季節に応じた、母親が関心のあるテーマについて救命士の話を聞きました。会のメンバーの要望で話をする救命士は実際に小さな子どもを持つ父親で、同じ人に毎回話をしてもらうようにしたそうです。友人のお父さんに子どもの救急の状況を聞くという感覚で、気軽に話ができる、双方向の勉強会にしたいというのが狙いです。実際の救急現場で活躍している人におしゃべり感覚で質問し、答えてもらうことで、心配していたことも「ああそうなんだ」と安心することが多かったそうです。

勉強会は、未就園児をつれた母親でも参加できるように、参加者を2つのグループにわけ、前半と後半で勉強会の参加と託児をそれぞれ交代して引き受けるなど、参加者同士が助け合いながら学んでいます。なお、勉強会の内容は、会報である『はちどり通信』で報告されるほか、紙にまとめられて能登川図書館に掲示され、住民との情報の共有がなされています。

さらに、会では、0～1歳の子どもを持つ保護者向けの小冊子『子どもの様子がおかしかったら…』を作成しました。冊子は母子手帳にはさむサイズで、発熱、出血、頭を打ったときの対応が紹介されています。万一、子どもの様子がおかしくなったとき、子どもの日ごろの状況を説明しやすいよう、「いつもの体温」、「うんちの状態」、「食欲」など、いつもの様子を書き込むスペースのほか、様子がおかしいときのメモをするスペースが裏面1面分8日(回)分あり、母親がカルテを書くような感じで記入することが可能となっています。メモスペースには、1面ごとに手書きの書体で「初めてのお医者さんは　みんなドキドキ　ききたい事は書いていこうね」、「一人で悩んじゃ　だめ…　だれかに話してごらん」、「一番の薬はお母さんの笑顔だよ」、「お母さんここまで　よく頑張ったね　お疲れ様」など、励ましのコメントが並んでいます。

国公立3病院の医療機能の再編

現在、東近江市の医療関係者が大きな課題としているのが、国公立3病院の医療機能の再編です。最初に述べたように、東近江市内にある3つの国公立病院（国立病院機構滋賀病院、市立能登川病院、市立蒲生病院）は、全国的な医師不足の影響を受け、常勤医師数が、63名から28名にまで減っています。医師の大幅な減少は、この市立の2病院の収益を急激に悪化させています。これにより、病院の手持ちの現金がなくなり、2009年度に蒲生病院は一時借入金によって病院運営をおこなう事態に陥っています。東近江市の財政にも制約があり、医師数のさらなる減少は病院財政の破綻を生じかねない危険性を生じさせています。

第1章でも述べたように、医師、とくに医療知識や技術を学びたい若い医師が勤務するには、ある程度病院の規模が大きく、研修を受ける体制が充実していることが必要です。東近江市内の国公立3病院は、若い医師が勤務したくなる病院となるには規模が小さく、医師数も不足しています。このため、東近江市の西澤久夫《ひさお》市長は、2009年7月に「東近江市地域医療体制検討会」を設置。検討会は8月に「東近江市地域医療体制に関する提言」を市長に提出しました。提言では、国立滋賀病院を中核的な病院として充実させ、市立の2病院は病床の減少や廃止を含めて規模の見直しをおこなうとしています。東近江市では、国立病院機構滋賀病院に接続した形で市の病院施設をつくり、一体的に運営していくことで国立病院機構滋賀病院の規模を拡大することをめざしています。国立病院機構滋賀病院の拡充後は、滋賀医科大学との連携を深め、総合内科と総合外科が充実した、若い医師が技術を学べる病院となることを考えています。

東近江市の国公立3病院の医療機能の再編自体は、医療の高度・専門化という時代の流れに対応したもので、市としてはぎりぎりの選択であると考えます。ただし、気になるのは、２００７年3月に「東近江市病院あり方検討会」から報告書が、２００8年11月には「東近江市立病院等整備委員会」から中間報告が市長に提出されているものの、「東近江市地域医療体制に関する提言」が2回の会議で決定するというように、非常に早く結論を出したことです。地域での説明会をおこなってはいますが、そこでの議論はまだ不十分であり、とくに医療機能の見直しをされる能登川・蒲生病院の地元の住民には不安が生じています（実際に、医療機能の再編に反対する動きが出ています）。医療機能の再編は、再編される病院の医師の考えをよく聞かなければ医師の大量退職を招き、かえって逆効果になります。

課題も多いのですが、私は、東近江市の医療再編が全国の医療再編のモデル事例となる可能性があるとも考えています。それは、市民が考える医療フォーラムや地域連携パスなど、これまで積み上げてきた医療・福祉関係者、住民、ＮＰＯ、行政の関係性の存在です。この関係性により、地域の医療・福祉のあり方について議論する場をつくることが可能となります（それは、まだ期待なのですが）。とくに、地域や行政に「医療と福祉の連携の必要性」が意識されており、実際におこなわれていることも重要です。

医療機関の機能を見直す場合、病床などが縮小される医療機関のことは後回しになり、あまり議論されません。見直しがされる医療機関は「ダメな医療機関」で「ダウンサイズして終わり」と考えられやすいのですが、見直しがされる医療機関ほど、地域に住む高齢者のために、リハビリテーションや介護などの医療・福祉の機能を充実させていくことが必要です。「医療機能の再編」は、「医療・福祉機能の充実」であるべきです。

東近江市の国公立３病院の医師不足は、深刻な状況におちいっており、いつ崩壊してもおかしくないのですが、行政が、一方的に「医療機能の再編」を進めるのではなく、住民を巻き込んで、ともに地域の医療・福祉のあり方を考えていくことが必要です。言いかえれば「医療機関よし、住民よし、行政よし」の三方よしにすることが必要といえます。東近江市民には、その力はあると、私は考えます。

4　医療者・住民が「当事者」となるローコストの病院建築――岐阜県下呂市

非常に高い自治体病院の建築価格

病院の世界では、自治体病院の建築費が高額であることは有名な話となっています。２０１０年１月に、総務省が発表した１９９９年度から２００８年度までに、新たに建築した自治体病院２３８施設の建築費（用地購入、造成費、解体撤去費、医療機器整備費を除く）では、２３８施設の１m²あたりの平均建設単価は40・４万円で、国立病院機構が病院建築のめどとしている１m²あたり25～30万円（２００５年３月30日「病院建築標準仕様等の策定に関する検討会報告書」）や、民間の医療法人の建物建築のための借り入れの基準である独立行政法人福祉医療機構の貸し付け条件の単価25万２０００円（２０１０年度の貸し付け条件）に比べても高くなっています。

１床あたりの面積も広めです。すべての病院の平均延べ床面積を平均病床数で割った１床あたりの面積は78・1㎡で、福祉医療機構の医育機関附属の病院（大学病院）、臨床研修指定病院、地域医療支援病院などの貸し付け基準である病床1床あたり70㎡よりも大きくなっています（一般病院の基準は60㎡）。

「豪華な病院であればよい」として建築された自治体病院が、借り入れた借金（企業債）の元本や利息の返済に苦しむ例は少なくありません。場合によっては、多額の企業債の返済がうまくできず、手持ちの現金を使い果たし、「これ以上の自治体本体からの財政支援は認められない」と、運営を民間に委託されてしまう自治体病院もあります。

なぜ、自治体病院の建築費は高いのでしょうか。自治体病院の建築費が高くなる原因として、地域で病院の建築費を安くおさえることについての動機づけが起きないことがあります。自治体病院の病院建築費のほとんどが借金（企業債）で建てられ、その返済の一部には地方交付税という財政の支援があります。多くの首長や地方議会議員にとって、地域の産業振興の観点から、公共事業である病院建築はできるだけ大きく、お金がかかっているものであるほうがよいものになりやすいのです。病院職員や地域の住民も、病院建築について「当事者意識」を持たず、「人任せ」で、豪華な病院であればよいと考えがちです。

高い建築費の病院であれば、その借金は巨額なものになります。借金を返さなければならないのは、医師や看護師などの病院職員であり、税金を払っている住民です。実際、豪華な病院を建築したものの、返済のために医師の労働の負荷が高まり、医師が大量退職した病院もあります。病院の建築費を抑制し、浮いたお金は医師や看護師の労働環境の改善に使われるべきです。

高い建築費の病院は、自治体病院の経営について「人任せ」で、「当事者意識」を持たない病院職員や地域住民が、首長や地方議会議員、行政の甘い見通しを許してきた面も少なくありません。病院の新築は「経営の最大の危機」であるという意識を持って、住民を含めた地域の関係者は病院の建築に取り組むべきです。

下呂市立金山病院のローコスト・高価値の病院建築の試み

ここで、私がかかわった岐阜県下呂《げろ》市の市立金山《かなやま》病院（病床数１１３床）のローコスト・高価値の病院建築の試みについて紹介します。

岐阜県下呂市は、県の中部に位置し、２００４年３月に旧益田《ました》郡萩原《はぎわら》町、小坂《おさか》町、下呂町、金山町、馬瀬《まぜ》村が合併して生まれた市です。市の面積の約９割を山林が占め、日本三名泉の一つとして有名な下呂温泉があります。

下呂市立金山病院は、１９４４年に日本医療団金山病院として設立され、日本赤十字社の病院を経て１９５７年に金山町立金山病院となり、合併により下呂市立金山病院として旧金山町周辺の地域医療を支えてきました。金山病院の建物は、１９７０年代に建築した病院建物が老朽化しており、建て替えが迫られていました。豪華な病院であれば、必ず医師・看護師が来てくれるわけではありませんが、古すぎては来てもらえません。実際、金山病院も、派遣先の大学医局から医師の労働環境の改善のために病院の改築をおこなえないかという要望が出されていました。

下呂市役所内で病院の建て替えについて合意がとれたあと、自治体病院の設計を数多く請け負っている設計コンサルタントに見積もりを委託したところ、99床の病院の建設で、建設関係工事費29億7800万円（旧建物の解体処分費を含む）。医療機器等を合わせた合計費用は35億5800万円におよぶ見積もりが出されました。プランは、建築面積8255m²、1床あたり約83m²と建設面積も大きく、建設単価も1m²あたり31万円を標準としたものでした。高価な建築プランは、下呂市議会でも問題にされ（この点で下呂市議会に見識があったといえます）、財政状況のきびしい下呂市としても病院の建築費のさらなる圧縮が課題となりました。

20億円以内で、ローコスト・高価値の建築をめざす

２００９年4月、野村誠下呂市長から、私に設計事務所選定のプロポーザル委員会の委員長就任の依頼がありました。最初の設計事務所から示された約30億円の病院建築費を少しでも安くしたいので、公募で設計事務所を選定したいということでした。私も、自治体病院におけるローコスト建築の必要性を感じていたので、モデル事例をつくりたいと考え、委員長の依頼を引き受けることにしました。

建設費を下げるため、金山病院は、ローコストの病院建築をめざしているNPOにコンストラクション・マネジメント（CM方式）のアドバイスを受けていました。CM方式は、米国で多く用いられている建設生産・管理システムの一つであり、コンストラクション・マネージャーが、技術的な中立性を保ちつつ発注者の側に立って、設計・発注・施工《せこう》の各段階において、設計の検討や工事発注方式の検討、工程管理、品質管理、コスト管理などの各種のマネジメント業務の全部

または一部をおこなうものです（２００２年２月、国土交通省ＣＭ方式活用ガイドライン）。このＮＰＯは、金山病院の側に立って、設計や建設会社の選定、具体的な設計や建築作業が的確におこなわれているかについてアドバイスすることになります（なお、日本医師会も病院の建築コストを下げるため「建築セカンドオピニオン」という試みをしています）。

これまでのＮＰＯによる病院建築の経験と簡単な試算では、建築面積の縮小（８２５５m²→約７０００m²）や民間病院のローコスト建築のノウハウを導入することにより、設計委託料や解体費を含めた病院本体の建築費を20億円以内（病院本体建設費１m²21万円程度を基本とする）に圧縮できるのではないかという提案が出されました。ポイントは、どのようにして、いかに建設費20億円以内で、安かろう悪かろうではなく、質の高い病院を建築することのできる設計事務所を選ぶかにありました。

公開プレゼンテーション

病院の建築費は「安ければよい」というわけではありません。もともと費用がかかるものを安くできるという設計者や施工者が出たとしても、着工後は利益を確保するために、手抜き作業に走りかねません。重要なことは、設計の時点で、病院の建物として十分な機能と質を確保したうえで、具体的な建築工事においては、予定の費用内で質を落とさず施工されるように工事をチェックすることが必要となります。

病院スタッフは、仕事をしやすくするために、病院の広さや機能などについて過大な要求を求めがちです。病院の設計をする設計士は、職員の話を聞きながらも、予算の範囲内で、医療の質を低下させることなく、広さや機能をおさえる必要があります。そのために、病院スタッフから、その病院でおこなわれている医療に必要な機能をていねいに聴き出し、スタッフの過度の要望については、コスト高や技術的問題などにより、なぜ要望を満たすことができないか根気よく説明する必要があります。

設計者には、職員と円滑なコミュニケーションをとることができ、時には対等に渡り合える能力も必要となります。言い換えれば、ローコストで質の高い建築をおこなおうとすればするほど、具体的に設計をおこなう設計事務所と設計士には高い人間性と設計能力が必要となります。

金山病院の場合、優秀な設計事務所や建築士が現場に入ることをめざすために、単なる安さを競う「指名競争入札方式」ではなく、病院職員や住民にも公開された「プロポーザル方式」による選考を実施することにしました。

プロポーザル方式は、設計事務所が建築の内容について提案し、提案の内容についてヒアリングをしたうえで、審査をおこない、委託先を決定する方式です。今回のプロポーザルは、次のような条件を設定して選考しました。

- 奥金山地域にある市の日帰り温泉施設「ゆったり館」と特別養護老人ホーム「かなやまサニーランド」に隣接した土地（敷地面積５６８２m^2）に病院を移転新築する。
- 病院の計画規模は、４階建てで建築延べ床面積７０００m^2程度、病床数99床（一般病床50床、療養病床49床）。本体事業費は20億円以内におさえる。

・プロポーザルは、私のほか、病院長、金山地域医療関係者、地域代表（自治会関係者）、市職員（副市長）で委員会をつくり選考する。プロポーザルの審査は公開とする。
・設計事務所の発表は、説明40分、質問40分とする。説明は、営業担当者ではなく、実際に現場に入り、病院職員とコミュニケーションをする設計担当者にしてもらう。
・提案は、①コストコントロールの手法、②ランニングコスト縮減、③患者にやさしい療養環境と効率的で働きやすい環境、④自然環境や土地の形状を生かした建物配置計画および敷地利用、⑤病院各部門の連携と、人・物・情報の関連づけ、⑥災害に強く将来的な医療環境の変化に対応可能な設計、⑦その他特別に強調したいこと、などについて発表してもらう。
・選考は、発表終了後の委員の投票により、単純に得点の多かった会社に決定する。

２００９年10月25日に旧金山町役場で、公開プロポーザルの審査がおこなわれました。公開プロポーザルには、委員のほか、１００人近くの病院職員、町民、議員、建設関係者が傍聴者として参加、予備審査を受けた４つの設計事務所が、市民を前にローコストの病院建築に関する考え方やその熱意について発表しました。

この公開ヒアリングの目的は３点あります。

第１に、これまで述べてきたように、「病院建築に関する設計事務所や建築士の能力や熱意を把握する」ことです。会社としての設計プランやローコスト建築の提案は審査の前提になりますが、それに加えて、質問も現場に入る担当者を中心に「なぜ建築の世界に入ろうと思ったのか」、「困った発注主はどういう人か」、「設計の際、病院職員にどのように接しているのか」、「建築士として一番感動した体験は」など、その人となりを知ることができるような質問をしました。単なる設計業務の能力だけでなく、医療現場で起きていることへの関心や病院職員に質の高い建築をおこなうために人として訴える力、共感する力が感じ取ることができるような質問をしたのです。単なる「業者」の選考ではなく、新病院建築の「同志」である、能力と熱意のある設計スタッフを選ぶことをめざしたといえます。各設計事務所にとっても、このような質問を受けたことは初めてであったといいます。

第2に、「下呂市民と病院職員の病院建築や病院経営についての意識を高め、知識を持ってもらう」ことです。病院の建築費が高くなる原因の一つは、病院職員や住民が病院の建築について「人任せ」で、勉強もせず、要望だけをすることにあります。要望が膨れあがって結局、病院の建築費が上がることになるのです。病院職員や下呂市民も病院建築の「当事者」となり、病院建築について学ぶ必要があります。設計事務所のプレゼンテーションのなかで、病院の建築に関して、限られた予算で、質の高い病院を建築するには何が必要かを学んでもらうことにしました。実際、4つの事務所の提案はどれもローコスト建築の考え方についてよく整理されたもので、参加者にもたいへん勉強になるものでした。

第3に、「委託先の透明性を高めつつ、ローコスト建築をおこなうことのできる設計事務所を選ぶ」ことです。政治家の利権の道具になりやすい病院の建築について、徹底的な情報の公開をすることにより透明性を高めるものです。

そこで問題となるのが、委託先の決定方法です。これまでは、地方自治体が、病院建築に実績のある設計事務所を「指名」入札をして、一番安い価格を提示した設計事務所と契約する「指名競争入札」という方法で委託先を決定していました。しかし、この方法では談合がおこなわれる危険性があり、また、安ければ安いほどよいということで、行政が予定した価格ぎりぎりの金額を提示した設計事務所と契約することになります。そして、ぎりぎりの予算で契約を取った設計事務所は、予算の制約から、病院建築や医療の知識、コミュニケーション能力が低い設計士に仕事をさせ、打ち合わせの時間も極力減らすことばかり考える危険性が高くなります。

最近では、指名競争入札方式から、設計事務所が設計業務についての提案をおこなう「プロポーザルによる選定方式」に主流が変わってきていますが、結局、設計委託の金額の安さだけに着目した選定になっている傾向が強いように思われます。

今回の公開プロポーザルでは、建設費20億円以内という基準を示したうえで、設計事務所が委託金額の値下げ競争ではなく、一定の委託金額（利益）を見込めるようにし、各設計事務所がローコスト建築のために優秀な建築士を派遣し、知恵を絞り、時間をかけた仕事が可能となる環境を実現することをめざしました。

委員の投票により、最終的に設計業務を委託する最適格業者と次点者を決定しましたが、どの設計事務所のプレゼンテーションも素晴らしく、差はあまりありませんでした。

さらに、病院建築をおこなう建設会社の選定についても、ローコスト建築の観点から自治体病院では実施例の少ない、新しい選定方式（「二段階発注方式」）を採用することにしました。通常の建設工事の発注は、設計事務所が「基本設計」、「実施設計」、「詳細設計」と段階を踏んで設計をし、それにもとづいて建設費用の概算を算出。そのうえで、指名競争入札方式ないしプロポーザル方式で一番価格の安い（競争入札）か、提案の優れた（プロポーザル）建設会社を選定します。

今回の二段階発注方式では、「基本設計」が終わった時点で、病院の建設費の概算金額を算出し、概算金額をもとに病院の建築をする建設会社を選定します。このようにすることで、実施設計や詳細設計に建設会社も参加し、建設会社のローコスト建築のノウハウを病院の設計に盛り込もうというのが二段階発注方式の基本的な考え方です。早い時期に建設会社が設計に参加することで、建設会社が建設工事にあたって設計をし直すなどの設計のムダをなくし、効率的な設計と建築工事が可能となります。下呂市の場合、設計事務所の委託と同様に、建設会社も公開のプロポーザル（提案）を通じて会社を選定することにしました。

２０１０年6月6日に、公募に参加した建設会社6社により、公開でのプロポーザル提案がおこなわれました。設計プロポーザル同様に、各建設会社がローコストの病院建設について提案をして、町民も参加した委員10名が審査しました。プロポーザルでは、前回と同様、現場で仕事をおこなう「現場代理人」の人間性や能力を重要な評価の項目としました。委員の投票の結果、建設費約17億円程度、地元業者への発注率35％以上（建設費をおさえながら、同時に地域振興の視点も必要と考え、選考の重要な要素としました）を提案した建設会社が選定されました。

住民ワークショップ

自治体病院のオーナーは住民です。病院やそこでおこなわれる医療のあり方については、「当事者」としてかかわることが必要といえます。しかし、多くの自治体病院建築では、住民は「お客様」で蚊帳《かや》の外ということが多いのが現実です。病院建築に住民の意見を反映するとしても、建物への要望を聞くだけというものが多いようです。これでは、住民の病院への「人任せ」の体質は変わらず、病院建築に対して、コスト抑制とは逆の方向に動きかねません。

住民が「人任せ」である理由に、行政が病院に対する情報を出さず、行政だけで物事を進めようとすることがあります。住民も情報を知らされず、発言ができなければ、病院の建築にかかわりを持とうという気持ちは起きません。そこで、住民に新金山病院について考えてもらうため、基本設計作業に着手した２０１０年1月26日にワークショップを開催しました。

ワークショップでは、60名近くの住民が参加し、6～7人の小グループにわかれて議論しました。テーマは、1枚の模造紙を「ほしい建物の機能（左上）」、「ほしい医療の機能（右上）」、「そのために住民ができること（中央下）」の3つに分割し、それぞれについて話し合いをしました。グループには、ファシリテーター（司会）として設計事務所の職員を配置し（設計事務所の職員5名、足りない分はワークショップの経験のある住民と行政職員が担当）、住民の生の意見を聞くことにより、設計に意見を反映しました。

行政のおこなう一般の建物の建築でワークショップをすることは少なくありませんが、その多くは建物の機能について議論をするものです。医療を提供する病院の場合、建物の機能だけを議論しても不十分です。そこでおこなわれる医療がどのようにあるべきかについて議論する必要があります。さらに言えば、建物の機能、医療の機能には、お金という財源の制約と医師・看護師などの人材の制約があります。この制約を忘れて無制限に要求をしては、医師や看護師が疲弊して医療が崩壊したり、過大な規模の病院の借金で経営が破綻したりします。

そこで重要な視点が「そのために住民ができること」の視点です。建物の機能、病院の機能には限界があるが、住民が病院に対してできることをすることで、2つの機能の限界を克服することができます。たとえば「西脇小児医療を守る会」の母親の活動のように、住民が適切な受診をして、医師に感謝の言葉をかけるなど、医師がやる気を持って働くことができる環境をつくることで、医師がその病院に勤務をする可能性が増えることなどが典型です。住民が、自治体病院を支える「当事者」として、お金や人材の制約を意識し、できる行動は何かを考えてもらうことが重要です。言い換えれば病院の建築は、住民が地域の医療に対して「当事者」であることを意識してもらう絶好のチャンスでもあります。

実際に、参加した住民の議論も、病院や医療に関する提案をおこなうものの、病院の新築に関して制約のあることを意識しながらの議論になりました。

ワークショップは、下呂市として初めての試みであり、たとえば連絡不足などから、病院を利用することの多い子どもを持つ世代の参加が少なかったり、病院職員が参加していなかったりするなどの課題が残りました。さらに、住民の提案ややる気を具体的な「行動」につなげていくには、行政の情報の公開とともに、次の「仕掛け」が必要となります。

しかし、下呂市立金山病院の試みは、住民が地域医療の「当事者」となり、地域を挙げてローコストの病院建設をおこなう、ひとつのモデルとなるものでしょう。

第3章　地域医療再生に必要なこと

住民は地域医療の「当事者」

「自分や家族の生命を守ってくれるお医者さんがいなくなる」

今回紹介した地域の住民は、このような現実に直面し、人に「お任せ」ではなく住民みずからできる医師不足問題解決のための試みに取り組んでいます。そして、行政や医療関係者(病院、医師会)は、住民の主体的な動きを応援し、ともに地域医療をつくっていく対等のパートナーとして活動をしています。

医師不足に悩む全国の地域医療の現場をまわって感じることは、住民、医療関係者、行政が一体となり、「なぜ医師不足が起きているか」を学び、それぞれができることをしなければ、医師は地域に残らないということです。

住民、医療関係者、行政がバラバラで自分勝手なことをしている地域には、医師は残りません。住民が自由に軽症での休日、夜間の受診をおこない、医師が疲弊しているのに、それを改めようとしない。行政や地元医師会も「事なかれ」で、医師の疲弊を見て見ぬふり。いくら「医師不足で困っています」と住民が言っても、そのような地域に勤務したいと考える医師はいないと考えるほうがふつうではないでしょうか。現場の医師のことをそっちのけで、医療を政争の具にしている地域も少なくありません。地域医療を守るためには、地域も変わっていかなければなりません。

病院（勤務医）と住民（患者）のコミュニケーションの断絶をなくすためには

第1章で述べたような医師と住民（患者）のコミュニケーションの断絶をどのようになくしていくべきなのでしょうか。私は医師、住民（患者）の双方が「相手の立場」に立って物事を考えるということが大切であると考えています。

「患者の受診行動も問題だが、医師のなかにも問題のある対応をする人がいるのではないか」という意見があります。確かに、今でも医師のなかには、患者を傷つける発言をする人もいます。医師がこのような行動を取る原因として、①もともと社会的コミュニケーション能力のない人材が医師になってしまった場合、②過酷な労働環境で、医師の心がすさんでしまった場合、③いつもは余裕のある対応をおこなうが、少ない医師やスタッフの環境で、たまたま余裕のない対応をしてしまった場合、があると考えます。第1章で述べた医療の高度・専門化は、医師にとっては「説明のむずかしさ」、患者にとっては「理解のむずかしさ」につながり、コミュニケーションの断絶を助長する方向に働きます。医師と患者が対立関係にあるのは、双方にとって不幸なことで、共通の目的である「病気の治療」にとってもよい結果をもたらしません。

このような心ない医師の対応をなくしていくためには、何よりも、医師が忙しすぎず、やる気を持って働くことのできる環境をつくることが重要です。医療の現場に必要なお金が投入され、医師の数を適正に増やすことや医師の仕事をサポートするスタッフを増やすことが必要なのです。そのうえで患者が適正な受診を心がけること、診療の際に感謝の言葉と敬意を示すことが必要と考えます。

これは、何も医師を「あがめ奉《たてまつ》れ」というのではありません。自分の健康を守ってもらう人に対する、人としてあたりまえの感謝の言葉と敬意を示すべきということです。医師だけではなく、看護師などの医療職員、警察官や消防士、教員、商店のスタッフ、農業従事者など、社会のために貢献している人、すべてに対して示すべき姿勢だと考えます（その点で、日本社会の一部にある「お客様」はどのように振る舞ってもよいという意識は違うのではないかと思います）。

とくに、「患者と医師のあいだをつなぐ人材」が必要です。あいだをつなぐ人の存在があることで、両者の考えを整理して伝えることができ、考えの食い違いをなくすことが可能となります。

病院のなかでは、医療ソーシャルワーカー（病院の医療相談室などで、患者や家族の相談にのり、社会福祉の立場から様々な助言や援助をおこなう専門職）や医療メディエーター（医療対話仲介者：患者と医療者が向き合う場を設定し、対話を促進することを通して、関係再構築を支援する専門職）を配置し、両者のあいだをつなぐことが必要です。しかし、これらの専門職は、雇用をしても病院の収益に直結するわけではないことから、まだ、意識の高い医療機関にしか配置されない状況にあります。

また、同じ医師の集団であるのですが、医師不足問題の大きな要因である病院勤務医と住民（患者）をつなぐ存在として、地域の医師会の存在は大きなものです。医師会に対してあまりよいイメージを持っていない人も多いのですが、この本で紹介した地域の医師会のように、地域医療崩壊の危機に際して、交代で休日・夜間の診療をおこなって病院勤務医の負担を軽減したり、積極的に住民との対話をおこなう地域の医師会は少なくありません。

このような地域の医師会活動が正しく理解され、医師不足に苦しむ地域の病院への支援の輪が広がっていくことが必要でしょう。

医療現場の環境が整えば、すさんでいる医師の心も変わっていくと考えています。人の意識を変えるには、制度による「強制」ではなく、関係者のコミュニケーションを通じて「共感」を持つことが重要なのではないでしょうか。お互いが共感することにより、相手の立場を理解し、相手のことを考えた行動が可能になると考えます。

個人の孤立、人任せの社会

さらに言えば、私は、医師不足問題は、日本の社会に起きている「病理」が顕在化《けんざいか》したものだと考えています。その最も深いものが、個人の孤立と不安の増大です。人びとのつながりが希薄化し、個人・家庭が孤立しています。孤立は、経済格差や高齢化によりいっそう深刻になってきています。不安は健康の問題として表に出やすくなります。孤立し、不安を相談する相手がいないと、それを解消したいがために、人びとは、深夜を問わず病院に駆け込み、過剰な医療資源の消費を生むことになります。もちろん、疲れきった医師の立場を考えることはできません。地域で医師不足問題が起きても、基本的に「人任せ」で、みずからの行動を変えていくことはありません。

国が過剰な医療費の抑制政策をおこなってきたのも、国民が医療に対する財政支出のあり方を「国任せ」にしてきた部分も大きいと思います。医療崩壊を防ぐためには、住民が、医療に対して必要なお金を投入する考えを明確に示すことが必要です。

私は、このような地域に住む人たちの「人任せ」意識や個人の孤立を助長した要因の一つとして、これまで国が進めてきた公共事業主導の地域政策があったと考えています。日本の地方は、不足していた道路や河川、空港、産業基盤整備などの公共事業をおこなうことで、地域にお金が落ち、物質的に豊かになりました。しかし、公共事業の建設工事は、行政から一方的に降りてきます。住民は「お客様」でしかなく、住民みずから行動を求められることはありません。住民それぞれが孤立し、行政に要求するだけです。このような公共事業に依存する地域の体質が、住民のみずから行動せず何でも「人任せ」の体質を生んでしまったのではないかと考えます。そして、「人任せ」の意識は、医療の現場においては「お客様」意識と相まって、コンビニ救急など医師に依存する体質を生んでいるのではないでしょうか。

このような「お客様」社会のなかで、それでも地域医療を守り、育てるためには、住民の誰かが一歩前に踏み出す勇気を持たなければなりません。地域医療の場合、通常の公共事業と違って、医療者という第三の関係者が存在します。医療者は、住民や行政がすべて「人任せ」で働きがいのない場所であれば地域から立ち去るという傾向があります。住民や行政は「当事者」として、医療者が働きがいのある地域医療をいっしょにつくっていくことが求められます。そうすることで、志が高くて能力ある医療者が地域に集まり、質の高い医療の実現という形で地域住民に返ってきます。

このような地域をつくるためには、一部の住民だけが努力しても意味がありません。住民全員が意識を変え、互いがつながり、行動していくことが必要となります。コミュニケーションを取ることは面倒であり、手間ひまがかかります。しかし、医療という自分たちにとって欠かすことのできないものであるからこそ、住民間でつながり、孤立を防ぐことが可能となるのではないでしょうか。

自分たちにとって大切な医療を守る、自分や家族の健康を守るために、住民間に「新しいつながり」をつくっていく必要があります。今回紹介した地域は、地域の医療再生を通じた「新しいつながり」をつくっている地域であるともいえます。

たとえば西脇小児医療を守る会の「スタディーママ」や東近江地域の「はちどりの会」の勉強会は、子どもの医療や病気の話を通じて、子育て中の親という、地域で孤立しやすい人たちを巻き込み、孤立を防いでいます。地域での人びとの孤立を防ぐことは、結果として医師の負担を防ぐことにもつながります。

2つの試みは、ただ講演を聞くだけでなく、参加者がおしゃべりをすることを重視しています。人は、他人から言われても、なかなか考えや行動を変えません。他人と話をするという関係性のなかで、自分の考えの間違いや認識不足に気づき、行動を変えることにつながっていきます。医師不足や医療の問題について話をする場をつくることで、人は、医師の立場に立って考えることができ、自分の考えや行動を客観視することが可能となります。これら2つの試みは、地域で医療問題を議論する共通の「場」をつくっているともいえます。

行政の仕事のあり方

地域医療の再生に、行政の果たすべき役割は大きいものです。しかし、現実には医療崩壊を起こしている多くの自治体で、うまく機能していないように思えます。地域医療の再生には、先に述べたように住民と医師、住民と住民をつないでいくことが重要なのですが、多くの行政担当者は「権力的」に物事を進めることは得意でも、人と人とをつないでいく「場」をつくることは苦手なためです。

これは、これまでの行政の仕事が、公共事業による社会資本の整備が中心で、いかに「予算を獲得し、どう配分するか」が最も重要であったためと考えられます。そして、職員には、国や都道府県から補助金を獲得する力や地方交付税の支援のある起債を受ける力、予算を規則どおり間違いなく執行する力が求められました。行政組織内の権限を予算や人事を握っている管理セクションに集め、現場の実情をよく聞かず、一方的に各担当の仕事を細かくコントロールしました。予算を期限どおり、確実に執行するために、職員は住民に情報をできるだけ知らせずに仕事をおこなうことが通常でした。先に述べた、多くの住民の「行政任せ」の意識は、目的達成を第一に考える行政にとって都合のよいものでした。

これまでは、行政の仕事の源泉である行政の「権力」や補助金などの「予算（お金）」には「議論」は不要でした。「権力」には、ただ従えばよかったのです。地方議会において、行政に賛成するだけの与党議員(通常は保守系無所属議員)が、行政の「権力」を支えました。「予算(お金)」の話も、「議論」を奪います。「予算(お金)がないから医療にお金をかけることはできない」、「国や県から予算(お金)を持ってくるから、内容に問題があってもおこなうべき」と、問題の所在よりも「お金」ばかりに関心が向かうのです。そして、現在の地方財政の危機的状況は、「とにかく予算の削減が第一」と、行政職員が目先の仕事に追われ、主体的に物事を考えない傾向に拍車をかけているように見えます。

しかし、医師不足問題への対応は、これまでの行政の仕事の仕方を変えることを求められています。行政は住民に対して、限られた医師・看護師の数でできる医療は何かを考えてもらい、必要であれば受診の抑制などの行動をしてもらうことが必要となります。強制しても住民は動かないので、情報を公開し、住民みずから議論をする「場」をつくり、住民に気づいてもらうこと、人と人とをつなげることが求められます。行政だけでは、住民に医師不足問題を考えてもらう「場」をつくることはできませんので、真の意味で住民や関係者と協働することが必要となります。

職員に求められる能力も、予算を確実に執行する能力だけでなく、課題を発見し、関係者への働きかけによって解決していく「社会的なコミュニケーション能力、課題解決能力」が求められています。これは、与えられた「作業」をただこなすのではなく、地域の社会問題を解決するという行政職員の本来の仕事のあるべき姿に立ち返るもので、当然のことなのですが、これまでの行政の仕事の仕方と大きく異なるものです。

今回紹介した西脇市の子育て学習センターの指導員や東近江市の図書館職員などは、新たに仕事の領域を広げ、地域住民とともに地域の課題である医師不足問題に積極的に取り組んでおり、これからの行政職員の仕事のあり方のモデルとなるものであると考えます。医師不足問題は、行政職員の仕事のあり方を根本から問い直しています。

地域医療の再生は民主主義の再生につながる

全国の医療現場をまわっていると、地域医療の崩壊はその地域の民主主義のレベルと密接に関わっていることを感じます。私は、全国各地で、地域の医療を残すために、適正な受診や医療の高度・専門化に対応した医療機能の見直し、病床の縮小など、ぎりぎりの選択を提案してきました。しかし、通常、私の考えがすぐに受け入れられることはありませんでした。逆に、多くの地域で「医療の後退」につながる考えとして、拒絶されました。正直、人の考えを変えるということはむずかしいことです。とくに、「人（国・地方自治体・病院）にやらせる」のがあたりまえと考える住民の意識を変えるのは、とてもむずかしいことです。「人にやらせる」ことや「人のせいにする」ということで思考が停止し、行動しなくなってしまうためです。

民主主義は、一人ひとりの意思の集まりによって物事を決めるという政治のあり方です。しかし、民主主義を単なる多数決ととらえ、構成員が何も学習せず、感情のままに要求し、意思決定をする場合、衆愚《しゅうぐ》政治に堕することになります。

民主主義が機能するためには、意思決定の前提として、多様な意見を持つ社会の構成員が、問題の所在について学び、お互いに譲り合いも含めて理性的な議論をおこなうことが必要となります。多様な意見を持つ構成員が、譲り合いの気持ちを持ちながら議論して、時には妥協しながら折り合っていくことはむずかしいことです。とくに、医療という問題は、住民にとって個人のエゴが最も出やすく、意見も対立しやすいものになります。

それでも、私は理性的な議論と行動の可能性、ひいては民主主義の再生の可能性を信じています。感情のおもむくままの行動では地域の医療はなくなってしまうからです。医療という自分や家族にとって一番大切なものを残すためには、地域で起きている問題に直面し、これからの地域の医療にとって何が必要か、そのために自分は何をすべきかを「言葉」にして、行動していく以外にはないからです。自分たちの命にかかわることゆえに、きちんとした情報の提供があれば、人びとは理性的な議論と行動をする可能性があると考えます。

医師という人材資源は有限であり、単にお金を出せば無限に生まれるものではありえません。言い換えれば、水量に限界のある泉のようなものともいえます。泉は、自分のことしか考えず、くみ上げつづければ枯れてしまいます。泉にかかわるすべての人が皆、泉のことを大切にする必要があります。泉を守ることができるのか、それとも枯らしてしまうのか、地域に住むすべての人たちに問われています。

主要参考文献

☆本稿の西脇病院の小児科を守る会の結成の部分に関しては，神戸新聞の篠原佳也記者による連載記事「ママたちの挑戦　市立西脇病院小児科を守る会」『神戸新聞』2008年4月30日～5月13日 http://club.kobe-np.co.jp/mint/article/kosodate/kosodatenews200804301351.html を参考にさせていただきました．心より感謝をいたします．

西脇小児医療を守る会HP　http://www.kodomonomirai.com/

冨原均「地域医療検討会2年にわたる活動報告」http://tomihara.com/14_iryou/img/ayumi2.8.pdf

藤田位「開業医決断物語　一緒に地域医療を守りましょう」『日本医事新報』2010年2月20日

大洞慶郎「地域が地域医療を守る――西脇市立西脇病院の場合」第48回全国自治体病院学会発表原稿，2009年

『夕刊デイリー』，『宮崎日日新聞』，『西日本新聞』の延岡市医療関連記事

「在宅医療推進・東近江／市民フォーラムで『死生観』を議論」『クリニックマガジン』2009年9月号

「守れ地域医療　連携パスで情報共有」『京都新聞』2009年3月19日

「地域医療を守るために　東近江の母親『はちどりの会』」『滋賀報知新聞』2009年7月5日

「安心の医療をつくる主役はあなたです」『滋賀県県政プラスワン』2009年7・8月号

「地域医療連携について考える――東近江医療圏の取り組みから」『滋賀の国保』2009年11月号

「東近江圏域の医療　現状と課題／地域での取り組み」『東近江NPO情報誌　凛』Vol.10，2009年

伊関友伸

1961年東京都生まれ．城西大学経営学部マネジメント総合学科准教授．東京都立大学法学部卒，東京大学大学院法学政治学研究科修士課程修了(行政学)．埼玉県県民総務課，川越土木事務所，出納総務課，大利根町企画財政課長，計画調整課，県立病院課，社会福祉課，精神保健総合センターなどを経て，研究者に．特定非営利活動法人ハンズオン埼玉代表理事．研究テーマは，行政評価，保健・医療・福祉のマネジメント，地域医療，自治体病院の経営．著書に，『まちの病院がなくなる!?』(時事通信社)，『地域医療　再生への処方箋』(ぎょうせい)，『自治体再生戦略』(共著：日本評論社)など．

まちに病院を！　住民が地域医療をつくる　　岩波ブックレット 789

2010年8月6日　第1刷発行

著　者　伊関友伸《いせきともとし》

発行者　山口昭男

発行所　株式会社 岩波書店
〒101-8002 東京都千代田区一ツ橋 2-5-5
電話案内 03-5210-4000　販売部 03-5210-4111
ブックレット編集部 03-5210-4069
http://www.iwanami.co.jp/hensyu/booklet/

印刷・製本　法令印刷　　装丁　副田高行

ISBN 978-4-00-270789-1　　Printed in Japan